どんどん脳を使う

左　脳・右　脳
×
２次元・３次元

４領域を鍛えあげて
明日の仕事を変える方法

篠浦伸禎

都立駒込病院脳神経外科部長

はじめに

仕事や人生を脳からみて改善しよう。そんな独自の試みに挑戦したのがこの本です。

仕事が人生の中できわめて大きな比重を占めることは、誰しも異論がないでしょう。周到な準備をして困難な仕事をやりとげた後の充実した気分は、趣味や遊びでは到底味わえるものではありません。しかし、仕事ほどつらいものはないとも、多くのかたが感じていらっしゃると思います。

つらいと感じるのも充実していると感じるのも脳です。仕事をすることは脳にとってどんな意味があるのか。それがわかれば、仕事上のストレスを乗り越える方法がみえてくるに違いありません。


私は脳外科医として約30年やってきました。最近、気になるのは、ふらつきや頭痛を訴える患者さんが増えたことです。自律神経の障害と思われるかたが目立ってきています。仕事のストレスがきっかけで病気になられたかたもいらっしゃいます。

医療現場にいて考えるのは、若い人も中高年も仕事をするのに難しい時代になったのではないかということです。もちろん、いつの時代でも仕事は厳しいものです。一昔前は、仕事を覚えるには丁稚奉公が中心でした。世界に名だたる大企業の創始者の中にも、小学校しか出ておらず、若いときに丁稚奉公をした人がたくさんいます。親方の家に住み込み、低い賃金で働かされ、丁寧に教えてもらえるわけでもないのに、失敗するとすぐにげんこつがとんでくる。職業訓練としては、今より断然厳しかったかもしれません。

今の時代は、家庭が貧しく義務教育しか受けられないとか、家の手伝いで勉強をする時間がとれないということは、ほとんどなくなりました。多くの人が大学を出て、仕事に就きます。しかし、時代が豊かになったことは、人々を幸せにしたでしょうか。仕事の質が変わり、とりまく環境も変わりました。社会に出て直面するのは、グローバリズムによって競争が激化し、コンピューターなどの導入で複雑になった仕事です。

若い人を指導する世代も変わってきています。昔は人から人へ仕事のやり方を伝えながら、トータルな意味での成長を助けてきました。今はそのような温かみのある組織は崩壊し、人をじっくり育てようという気風が乏しくなりました。若い人は厳しさへの耐性がないまま、つまり脳がストレスに耐えられるほど発達しないまま、厳しい社会に放り出されています。挫折したときに誰かが救ってくれるシステムももうありません。

中高年はもっと厳しい状況にさらされています。技術の進歩についていけず、能力主義や成果主義によっても強いストレスを受けているようです。日本が直面するこのような難問を解決する方策はあるのでしょうか。

私は、解決のキーワードは「自我」だと考えています。最近は自我が脳のどこにあるか、画像で見えるようになりました。うつ病などの様々な精神疾患で、自我の異常が起こっていることがわかってきているのです。ですから、それぞれの人が自我を強くして、脳をどんどん使えるようにすることが解決に結びつくはずです。

自我が強いとはどういうことか。例として、NHKの大河ドラマ『竜馬伝』にもあった「いろは丸事件」をとりあげてみます。これは、ご覧になったかたもいらっしゃるでしょうが、坂本竜馬の面目躍如たる物語です。

竜馬率いる海援隊が大洲藩から借りていた蒸気船「いろは丸」が、徳川御三家のひとつである紀州藩の蒸気船にぶつかり、瀬戸内海で沈没してしまいます。相手が相手だけに賠償金をもらえるめどもたちません。そこで竜馬は、権威を振りかざす紀州藩を交渉の場所に立たせるために、おちょくるような歌を長崎ではやらせます。激怒し交渉の場に出てきた紀州藩に対して、竜馬は当時ほとんど知られていなかった万国法を示し、多額の賠償金を引き出したという実話です。紀州藩に非があろうと、一介の脱藩浪人が賠償金を得るなどということは、とても考えられない時代でしたが、竜馬の脳から出た巧みな交渉術が功を奏しました。絶体絶命の危機を、海援隊の名前を天下に広める起死回生の事件に変えたわけです。竜馬がただ者ではないと感じた勘定奉行が「おまえは何者だ」と聞く場面があり、「一介の脱藩浪士です」と答えるのがきわめて痛快です。虫けら同然の扱いだった脱藩浪士であっても、脳の使い方次第で、天下の紀州藩を打ち負かすことができたのですから。

自我が強いということは、ひとことでいえば不屈であるということです。こういう人は命を失いかねない強いストレスを受けても、脳のあらゆる部位を徹底的に使って、粘り強く解決法をみつけます。竜馬だけでなく、幾人もの日本の誇るべき先達が、様々な厳しい場面でみせてきた脳の使い方といってもいいでしょう。現代において自我が強ければ、仕事で成果を出すだけでなく、ストレスから精神を病むことの最大の抑止力にもなると私は考えています。

では、自我を強くするにはどうすればいいかといえば、自分が弱いと痛切に感じ、向上しようという強い意欲をもつことです。弱いと思う不安感が向上心に結びつき、問題解決の方策を必死で生み出し、その脳の使い方が自我の強さにつながります。そして、物事がうまくまわりだしても、それ以前の気持ちを忘れないことが大切です。

結局は仕事に正面から取り組むことが、自我を強くするには最高の方法で、仕事ほど脳を向上させるものはないといっていいでしょう。


脳の機能は奥が深く、脳外科医といえども簡単にわかるものではありませんが、はっきりしてきたこともあります。

この本では、複雑で矛盾に満ちた脳の働きを、私の臨床経験と脳科学をもとに、できるだけ整理してお伝えします。脳の特徴やその鍛え方について知った後、自分の脳タイプをテストで確認することもできます。

脳の機能からものをみることは、人生を歩んでいく上で、特に人生の大きな部分を占める仕事に取り組む上で、ナビゲーターになるでしょう。きっと様々な問題を解決するのに有効な手段となります。

本書を読んで、今取り組んでいる仕事に少しでもプラスになるところをみつけていただければ、これに勝る喜びはありません。

chapter 2

脳を鍛える〈基礎編〉

chapter 3

脳を鍛える〈応用編〉 67

chapter 1

脳を使う

脳と仕事は深い関係

脳科学の進歩により、脳のどこにどういう機能があるか、かなりわかるようになってきました。私が脳外科医としてスタートしたのは約30年前のことで、若いころ学んだ教科書には「前頭葉や側頭葉は前から何センチか切り落としても症状の悪化はない」ということが書いてありました。しかし、あたりまえのことですが、それらの部位にも重要な機能があると、近年、明らかになってきたわけです。

新しい脳科学の成果を知って、私たちはその成果を生かしてきました。ここ数年は頭痛やめまいのような、ストレスから起こったと思われる病気をもつ患者さんが増えています。そのかたがたを診てきて考えたのは、脳の機能を知ることが、病気の予防や症状の改善に役立つのではないかということです。

病気の発症は、偶然が重なって起こる避けようのないケースもありますが、因果関係がはっきりしていて避けうるケースも多々あります。たとえば、ある50代の男性患者さんは、仕事をしていないことを妻に責められ、その夜に脳梗塞を発症しました。また、他の患者さんで、やはり仕事をしていないかたが「最近記憶力が落ちた」というので、脳の血流を測ると、中心部分の血流が落ちていました。仕事をしていないために若年性の痴呆になりかかっていたのです。

このように、仕事をしていないことから病気になることがあります。反対に、仕事をしすぎて過労で倒れたり、血圧が上がったりということもよくあります。仕事とのかかわり方のまずさが、多くの脳の病気をつくり出しているといっても過言ではありません。現代は仕事をするのに大変厳しい社会になっていて、うまく対応できない人たちが脳の病気になっているのです。

一方、長生きをして、最後までボケずにカクシャクとしている人がいます。残念ながら2009年に99歳で亡くなられた双葉十三郎という映画評論家は、死ぬ間際まで『スクリーン』という雑誌に映画評論を載せていました。高齢になっても、書いている内容からは衰えがまったく感じられず、秘かに私は舌を巻いていたものです。

痴呆になる人とならない人。この差はどこからくるのでしょうか。私は脳の働きからの視点でずっと考察を続けてきました。そして得た結論は、仕事で脳の使い方を改善していけば、脳の病気を予防し、その結果、幸せに人生を全うできるはずだということです。仕事では、様々なストレスがこれでもかこれでもかと押し寄せてきます。しかし、そのストレスこそが、じつは脳を向上させる最大の原動力になりうるのです。

脳の使い方にはクセがある

私たちの顔や体は、人によってまちまちです。それと同じように、脳の使い方にも人それぞれに個性があります。脳は部分によっていろいろな機能があり、何かあったときにどの部分を使うかは、人によって異なります。そのため物事への対応も、人によって異なってくるのです。

たとえば、友人が事業で失敗したときに、心から同情して助けようとする人もいれば、もう利用価値がないと判断して離れていく人もいます。人によって対応が違うのは、それぞれ普段から使い慣れた脳の部位を使って状況に対処するからです。

私は、脳の使い方の違いがその人の価値観や性格、イメージなどと密接に結びついていると考えています。つまり、人には普段から脳のどの部分を使うかクセがあり、そのクセがその人の長所や短所に結びついているということです。

失敗に同情する共感力が強い人であるか、失敗を知って離れていく自己中心的な人であるか。どちらであるかは、脳の使い方のクセによって決まるといえるでしょう。共感する機能を担う部分をよく使う人は、普段から同情心が強く、友人に温かな対応をしているはずです。自分の保身にかかわる部分をよく使う人は、いつも自己中心的な態度で周囲に対応しているのではないでしょうか。

しかし、いくら脳科学が発達してきたとはいえ、自分の友人がどちらの性格かは、今のところ画像で見えるわけではありません。人を判断するには、昔から人間の生き方についていわれてきたこと、つまり論語などに書かれてきた「人間学」が役立ちます。

人間学のひとつとして、昔から使われる「雨の日の友人、晴れの日の友人」という言葉があります。これは、失敗して初めて、周囲のどの人が信用でき、どの人が信用できないかわかるという意味です。先ほどの話では、同情してくれるのが雨の日の友人、離れていくのが晴れの日の友人になります。

また、論語に「巧言令色少なし仁」という言葉があり、口のうまい人は誠意が欠けている、つまり晴れの日の友人であるといっています。他人を自分の利益になるように使おうと思っているから、口がうまくなるのです。こういう人とは距離をおいて付き合い、苦境に陥っても救ってもらおうと期待しなければ、余計なストレスを受けるのを避けることができます。

性格の根底にある脳の使い方のクセは、急に変えることはできません。普段の付き合いでも厳しい状況でも、同じように出てきます。クセは長い人生の中でつくられていくため、決して小手先でごまかすことはできないのです。

脳のクセは変えられる

たしかに性格や生き方は、そう簡単に変えられるものではありません。「三つ子の魂百まで」という諺があるように、脳の使い方のクセも子供のころからしみこんでいます。

しかし、より幸せな人生を送るためには、そのクセをいい方向に変えることが求められます。

最近脚光をあびている、うつ病を治療するための認知行動療法も、脳の使い方のクセを変えようとする試みで、私はうつ病以外のかたにも、ぜひ決意をもって悪いクセを変えていっていただきたいと考えています。

じつは脳の使い方のクセをいい方向にもっていくには、仕事ほど有効な手段はありません。いい仕事をし続けるには、脳の使い方を向上させることが必要条件だからです。

脳の使い方をよく知るために、次のチャプターで脳の発達のステップについて説明します。ここで基盤となるのが、最近爆発的に進歩している「脳科学」、そして人間の生き方の学問である「人間学」です。

現在は様々な新しい脳画像が開発され、どういう脳機能がどこにあるか（脳の機能局在）の解析がかなり進んできています。覚醒下手術、つまり患者さんが目覚めたままの状態で行う脳の手術においても、脳の機能局在に関する情報が得られていて、非常に役に立っているのです。

私は脳科学を人間学的な視点から整理して、脳の発達を6つのステップに分けました。くわしくはチャプター2でお話しますが、各ステップで自分の脳の使い方がどのようなレベルであるか、もっと仕事で脳を使うためにどうしたらよいかを考えると、脳の使い方のクセを変えてゆけます。

脳というのは、相矛盾し対立する機能が集合した組織です。いい仕事をするのに求められるのは、これらの対立する脳の機能を、必要に応じて適切かつ有効に使うことです。

なお、脳科学的な説明に関しては、拙書『人生に勝つ脳の使い方』（技術評論社）を参照していただければと思います。

現代人の脳はさぼりがち

私は、仕事をしていて魅力のある人は、脳の様々な部位を状況に合わせていい使い方をしている人だと思っています。おそらく、脳を思う存分使っている幸福感が周囲の人間に伝播して、魅力を感じさせるのでしょう。

脳は多くの相反する機能の集合体であり、それが人の生き方を複雑にしているのですが、問題となるのは、どのようにして「動物脳」と折り合いをつけるかということです。動物脳は、ストレスで勝手に暴走したり、満足するとすぐにさぼろうとしたりする脳です。この脳をよく使う人は、エネルギーがあふれているので味方につけると心強いものの、信頼できる味方にはなかなかなりません。

さて、日本は平和になって60年以上経ちますが、平和になったことでむしろ人々が活力をなくし、幸福感が減ってきたような気がします。実際、若者を対象にしたアンケートでも、先進国でありながら、他の国に比べて若者の自尊心が低い、そのために幸せを感じていない、という結果が出ています。終戦直後から高度成長期にかけての時代は、貧しかったけれども、若者はもっと幸せだったはずです。

なぜ平和なのに幸せを感じないのか。これは、動物脳の特徴からきていると私は考えています。つまり、現状への満足感があると、動物脳はさぼりたくなり、エネルギーが落ちる傾向があるのです。

今の時代にあるのは、戦争中のような命の危機を感じさせる明瞭なストレスではなく、真綿で首をしめるようなストレスです。幕末や終戦直後は、集団でスクラムを組んで、それぞれが私欲を抑えて、ストレスを乗り越えようとしていました。２０１１年の大震災直後も同様でした。しかし、今は個人個人がばらばらになり、仕事のストレスがそれぞれの人を直撃している状況だと思われます。

もちろん二度と戦争をしてはいけないということは、疑う余地がありません。ただ、戦時を必死で生き抜いた、もしくは死を覚悟して戦争に向かった人々に、現代人が到底及ばない崇高なものを感じてしまいます。一番強烈なストレスである死の恐怖を乗り越えるために、人間の脳が発揮するすぐれた潜在能力を昔の人は使っていました。

皮肉な話になりますが、命を失うほどではない中途半端なストレスがかかり続ける今の日本で、人はストレスを脳にプラスになるかたちに転化できないでいるのです。簡単にいえば、現代人の脳はさぼりがちで、本来の能力を発揮しきれていないのです。

幕末に学ぶ脳の使い方

幕末はストレスが見えた時代でした。アジアを植民地化しようとする欧米諸国という敵が、はっきりとストレスになっていたのです。日本を植民地化から救おうと、国家的な視点から身の危険も顧みず行動した若者たちは、きわめて魅力ある人間に映ります。

この魅力の裏には教育という要素もあったのでしょう。当時の武士への教育では、動物脳をコントロールすることを教えました。コントロールできなければ戦場でパニックになり、冷静に戦うことはできません。自分の身をなげうってでも目的をなしとげようとする精神があったからこそ、幾多の困難を乗り越え、明治維新がなしとげられたのだと考えられます。

じつは彼らのもっていた「公」の志は、脳をレベルアップさせることにつながりました。脳の使い方が最高の段階にまで達していたため、吉田松陰も西郷隆盛も大久保利通も魅力ある人物像をつくりあげたのです。

吉田松陰は米国で学ぼうとペリーの黒船に乗り込もうとしました。ペリー提督は幕府との関係を考えて、彼らの申し出を断りましたが、後日こう書いています。「この事件は、厳しい国法を犯し、知識をふやすために生命まで賭そうとした二人の教養ある日本人の激しい知識欲を示すものとして、興味深いことであった。（中略）日本人のこの気質を考えると、その興味ある国の将来には、何と夢にあふれた荒野が、さらに付言すれば、何と希望に満ちた期待が開けていることか！」

吉田松陰はその後何度か投獄され、牢獄の中でも多くの人から学ぼうとしました。驚くほど前向きな人生観、恐れることのない情熱は、多くの若者に伝播しています。

島津久光の逆鱗にふれて島流しにあった西郷隆盛も、政変に巻き込まれ自宅に閉じ込められた大久保利通も、強烈な志、信念、情熱、感謝、自立の心をもって、脳をレベルアップさせた人たちだと思います。動物脳は暴れ馬と同じです。ストレスを契機に暴れ馬を乗りこなし、高い理想をめざすことこそが、脳が一番輝き、働いている状態なのです。

困難さのレベルはまるで違いますが、私が昔、遺伝子治療の研究をするため、米国の研究室に単身で飛び込んだときも、脳が輝いていた気がします。

現代は幕末とは状況が違いますが、外国との厳しい競争にさらされているという意味ではさほど変わりません。軍事力という直接的な戦いから、外国との製品競争という間接的な戦いに変わっただけともいえるでしょう。今の日本はひところの勢いがなくなり、戦いに負けて外国の製品があふれている状態。このままでいくと、子孫は働いても働いても利益を外国に吸い取られ、経済的に植民地化していくのではないかと私は危惧しています。

武士だけが戦っていた時代から、仕事をしている日本人全員が戦う時代になりました。どのように脳を使うかは、幕末の武士も現代の企業戦士も本質的なところは変わりません。偉大なる先達の生き方を参考にしながら、よりよい脳の使い方を整理して考えてみたいと思います。

medical + column

革命的な覚醒下手術

覚醒下手術とは、患者さんが目覚めたままの状態で行なう脳の手術です。従来、一般に行なわれてきたのは、全身麻酔による手術です。覚醒下手術では全身への麻酔を施すのではなく、皮膚などの局所麻酔と鎮痛・鎮静作用のある静脈麻酔を用います。脳には痛覚がありませんから、この手術で患者さんが痛みを感じることはほとんどありません。

全身麻酔では脳の神経回路に傷がついた場合、麻痺や失語症が残る危険性があります。残念ながら、以前は手術中に神経回路を圧迫して機能低下させることが多々ありました。

しかし、覚醒下手術では、患者さんは手術を受けながら、話したり手足を動かしたりできます。患者さんに状態を確認しながら手術を進めることが可能で、状態が悪くなればただちに手術を中断することができます。少し待てば多くは機能が回復するので、手術を再開することも可能です。全身麻酔に比べて神経に残る障害をはるかに回避できるため、私たちは脳の手術として覚醒下手術を積極的に取り入れるようになりました。

全身麻酔は脳の形態を維持するのに腐心する手術、覚醒下手術はそれよりもっと進んで、脳の機能を維持するのに腐心する手術といえるでしょう。約40年前に頭部CTが登場したことにより、脳外科の手術が革命的に進歩したように、覚醒下手術の登場により、脳の機能を温存に関して革命的に進歩したことを、私たちは実感しています。

結果的に覚醒下手術によって、脳の機能について具体的な情報を得ることができるようになりました。手術は腫瘍や疾患を取り除くのが目的ですから、この情報は思わぬ副産物といえるでしょう。目の前で実際に起こったことから得られる情報。これは極めて説得力のある、第一級の脳に関する情報といえます。

chapter 2

脳を鍛える〈基礎編〉

脳の発達は6ステップ

これから脳を鍛える〈基礎編〉として、脳の発達についてお話します。私は、仕事に関係する脳は、次のような6つのステップを経て成長していくと考えています。

第1ステップ：受動・能動……………………正確に情報を受け応対する
第2ステップ：動物脳・人間脳………………人間社会に適応する
第3ステップ：左脳・右脳……………………情報処理の質と量を上げる
第4ステップ：1次元・2次元・3次元………より多くの情報を処理する
第5ステップ：アイデンティティーとバランス…強みを伸ばして裾野を広げる
第6ステップ：拡散と統合……………………ストレスで自我を強くする

脳のいい使い方とはどんなものなのか、また、使い方をレベルアップするにはどうしたらいいのか、各ステップで著名人を例にあげながら説明していきます。

なお、ステップごとにチェック項目を用意してありますので、ぜひ、自分は日頃いい使い方ができているかを確認してください。弱みがあればそれを克服して、積極的に脳を成長させていくと、よりよい仕事やより幸せな人生につながるはずです。

step 1 【受動・能動】正確に情報を受け応対する

脳は神経の集まった組織ですが、神経の機能はつまるところ「情報を受動し、別のところに運んで、能動的に反応すること」につきます。「受動」と「能動」。これが最初の段階での脳の使い方です。

幼い子供が母親を見たときの場面を例にとってみましょう。「お母さんが来た」と目で見て得た情報は、瞬時に脳の後（後頭葉）に伝わり、前（前頭葉）が処理します。子供は、満足していればニコニコするし、不満があれば泣いたりします。

受動・能動がしっかりできることは、仕事の基本中の基本です。仕事において脳を成長させる第一歩は、受動・能動のレベルを上げることに他なりません。

物事を正確に受動し、一番よいと思われる選択肢を必死で考え実行し、結果を正確に受動し、改善策を考える。このサイクルを繰り返しやり続けることが、受動・能動のレベルを上げる王道といえるでしょう。

大事なのは、受動あるいは能動のどちらかに偏りすぎず、バランスをとること。また、仕事に関係する何かいい習慣を身につけることも、ますます脳を使うことにつながります。

受動・能動のレベルを上げるため、以下のことをチェックしてみてください。もしうまくできていないことがあれば、その点を意識して改善していきましょう。仕事にプラスになること大なはずです。

check 1

①受動に関して

□自分に不利なことでもあわてることなく解析し、冷静に対応できるか。

□正確な情報を提供してくれる仲間がいるか。

□現場で自分の感覚を信じているか。

②能動に関して

□同じ失敗を二度起こさないようなシステム（やり方）を自分でもっているか。

□世間の誰がみても正しいことをもとに決断しているか。

□過去の失敗をすべて生かすことで、年とともに判断力が向上しているか。

③バランスに関して

□上司にいわれたことを、もう一度自分の頭で考え、納得したやり方でやっているか。

□物事にあわてて取り組むのではなく、できるだけ多くの判断材料を集め、熟慮してから実行に移しているか。

□反省と改善を繰り返して、年々受動・能動のレベルが上がってきていると感じるか。

④いい習慣に関して

□直接的にせよ間接的にせよ、仕事にプラスになる習慣をたくさんもっているか。
□その習慣を飽きずに長年続けているか。
□その習慣を続けることで、明らかに仕事が進歩していると感じるか。

step 2

【動物脳・人間脳】人間社会に適応する

受動・能動によって生きていくためにひと通りのことができるようになると、次は家庭や学校で、人間らしく生きるにはどうすべきかを教育されます。これが脳の発達の第2ステップ、「動物脳」と「人間脳」を鍛える段階です。

動物的な脳（動物脳）は生まれつき働いていますが、人間的な脳（人間脳）を発達させるには、教育しか手段はありません。たとえば、「武士はくわねど高楊枝」という諺のように、空腹でも毅然とした態度でいることは、動物脳だけでできるわざではありません。動物脳をコントロールすることを徹底的に鍛えた、武士の教育の賜です。

動物脳は情動や食欲、性欲など、本能にかかわっています。自己保身への欲求がきわめて強いのですが、適切に使われれば、脳の発達を促すのに重要な役割を果たします。「欲望が進歩を促す」といわれる通りです。

しかし、ストレスにさらされ続けると、動物脳は強い不安感をもつようになります。そこでわきおこるのは、「自分だけは生き延びたい」というエゴや「生き延びられなかったらどうしよう」という心配。不安感が適度なら仕事への原動力になりますが、高まりすぎると活力が失われ、マイナスに働いてしまいます。

このように、動物脳は、脳全体にプラスとマイナスの面をもっており、それぞれ脳にとって強い影響力があります。特に仕事で問題となる、動物脳の強いマイナスの力に脳全体がひきずられないようにするためには、動物脳はできるだけコントロールされる必要があるのです。

もちろん、動物脳は完全に抑えこめばいいというものではありません。脳にとって大きなプラスの面があり、たとえば仕事の後の一杯を楽しみにして働いたりすることは、仕事の大きな原動力になります。

一方、人間脳は動物脳を包み込むように位置し、動物脳をコントロールし、いわゆる人間的なことができるように手助けをします。理性や見識で欲望を抑え、他人と協調しながら生きているのは、人間脳が働いて動物脳をコントロールしている姿です。

動物脳は自分のために生きる「私（わたくし）」にかかわる脳、人間脳は他人や社会に目を向けて生きる「公（こう＝おおやけ）」にかかわる脳。動物脳と人間脳をいかに使うかは、生き方に表われてきます。

なお、「公」とは、人のため社会のためという広い視点に立って、長期的に物事を考えることです。脳からみると「他人、特に弱い者が脳を使うこと（＝幸せになること）を助けるために、自分もできるだけ脳を使って仕事をすること」といえます。

弱肉強食では、動物の世界と変わりありません。社会を発展させるには、社会的に弱い人も思う存分脳を使いながら社会貢献できるように、まわりが助け、つまりみんなが調和しながら生きていくことが大事ではないでしょうか。

「公」のために尽くした人。そのひとりにマザー・テレサがいます。旧ユーゴスラビアでカトリック信者の家庭に生まれ、18歳でインドに渡り、修道院で教師になり、校長も務めました。貧しい人々や病んだ人々を放っておけず、宗派を問わずに面倒をみて、「孤児の家」や「ハンセン病患者の家」「結核患者・精神病者の家」などを運営しました。弱者、貧者、病人に目を向け、精力的に資金を集めて自ら世話をし、強い情熱と信念で助け続ける。これこそ「公」そのものの行為です。

テレサは「自分は真の愛にもとづいて、今一番助ける必要のある人を愛しているにすぎない」ということを語りました。ノーベル平和賞を受賞するなど、その功績は世界に知れ渡りましたが、生涯、自身の家庭をもたず、質素な生活を貫き、1997年に87歳で亡くなりました。これまでインドで大統領や首相以外に国葬されたのは、テレサだけです。彼女は「この世の最大の不幸は、貧しさや病ではありません。誰からも自分は必要とされていない、と感じることです」といった言葉も残しています。

「公」に生きると社会に役立ち、他人から感謝され、必要とされます。すると、自分の存在意義を感じ、喜びや生き甲斐もわいてきます。

対立する概念である「私」の視点からみても利点があります。それは、社会に役立つ人間は、長い目でみると食いっぱぐれることはまずないということです。松下幸之助は「もうかっていないのは、役に立っていない証拠です」といいました。周囲に役立つことで報酬を得るのが仕事の本質ですから、役に立てば立つほど報酬は自然と増えていくわけです。

日本で「公」に生きた人といえば、幕末の長州武士で思想家・教育者でもあった吉田松陰がまずあげられます。若いころから論語や孟子を勉強し、幕藩体制に矛盾を感じ、外国を見て学ぼうと密航を企てるものの、失敗して投獄されてしまいます。一年余の牢獄生活で何百冊もの本を読むなど猛勉強をし、後には松下村塾を開いて近所のたくさんの少年たちに勉強を教えます。

しかし、尊皇攘夷の行動を起こそうとして再び捕えられ、30歳という若さで処刑されてしまいます。江戸伝馬町牢屋敷で処刑される前日に書いた遺書『留魂録』の冒頭には、こんな歌が残されました。「身はたとひ　武蔵の野辺に　朽ちぬとも　留め置かまし　大和魂」。自分の身がたとえこの武蔵の国（江戸）の野辺で滅んだとしても、自分が日本を思う大和魂はきっと残るであろうし、また留めておいてほしい。そう願う歌からは、愛国の思いと毅然とした死への覚悟がうかがえます。

松陰はこの遺書の中で、死と向き合う心境、国の行く末への思いなどを綴っています。死に臨んでもなお、外国の侵略におびやかされる自国を思い、弟子達の行方を案じた究極の「公」の精神。根底には確固たる人生観や死生観があったのでしょう。

身は滅びても、日本を改革しようとする強い意思は、多くの仲間に受け継がれました。松下村塾で学んだ高杉晋作、久坂玄瑞、伊藤博文らの活躍は、明治維新の原動力だったといえます。


「公」に生き、自分を律する人は、生涯にわたって活躍を続けるものです。その代表は〝日本資本主義の父〟と呼ばれる渋沢栄一。幕末は幕府で働き、明治から昭和初期にかけては大蔵官僚、また実業家として活躍しました。第一国立銀行や王子製紙、東京ガス、東京証券取引所、一橋大学、さらには病院など５００余りの企業や組織の設立・経営にかかわっています。

実業界で大成功を収め、子爵にまでのぼりつめますが、自分達の一族で財を独占することはなく、利益を社会に還元しました。「実業界でもっとも社会活動に熱心」とも評され、日本最初の知的障害者施設・滝乃川学園の初代理事長を務めたり、孤児や老人の福祉施設・東京養育院の院長として60年間支援を続けたりもしました。

渋沢は論語に心酔し、孔子の教えをそのまま日常生活や仕事に応用した人です。著書『論語と算盤』では「右手に論語、左手にそろばん」と説き、商売や仕事の根本姿勢を示しています。「富を成す根源は何かといえば、仁義道徳。正しい道理の富でなければ、その富は完全に永続することができぬ」という教訓は現在にも通じます。

彼が手掛けた多くの会社は長期に渡って存続しました。それは、人に必要とされる事業だったからでしょう。自分さえよければという姿勢では、事業も仕事も長続きはしません。渋沢は驚異的なほど元気に仕事をこなし、91歳で亡くなるまで活躍し続けました。

このように「公」に生きると精神疾患とは無縁になります。うつ病などを経験して「公」に生きることにめざめ、元気に活躍している人もたくさんいらっしゃいます。

現代社会ではストレスのために動物脳が刺激され、不安を強く感じ、現実から逃げたくなりがちです。現実に合わせて新しい脳の回路をつくることができれば、変化に対応していけます。しかし、できなければ現実から逃避するようになるのです。思考がマイナスに傾き、自分を否定しがちになりますから、生きる気力を失って、ときには体に異常が現れたり、引きこもってしまったりするわけです。

自律神経失調やうつ病、神経症などは、ストレスが大きな原因です。このような状態のとき、脳の中では変化が起きています。本能に忠実な動物脳を通常は人間脳がコントロールしていますが、それが難しくなり、動物脳が暴走しているのです。
要するに、病気の根っこは動物脳。保身のために働く「私」の脳です。ふだんから「私」にこだわり過ぎると、動物脳がストレスに過剰反応してしまいます。それを防ぐには、「私」から離れるしかありません。「公」の志をもって脳を使おうと意識すること。そうすれば不安感が相対的に減って、人間脳を働かせることができます。

どの仕事にも必ず「公」の要素があります。それをみつけ根気よく取り組むと、仕事が充実していきます。人生は浮き沈みの連続ですが、「公」の筋を通すと、生きていくのが楽になり、たとえ沈んでも拠り所がある気分になります。
脳を活性化し、認知症予防にもつながると思えば、「公」に生きることは、自分の幸せのためにもなると考えられ、実践していけるでしょう。

人間脳と動物脳をバランスよく使えているか、以下の項目をチェックしてみてください。

check 2

①人間脳について

□取り組んでいる仕事を通じて、「公」に少しでも役立っているか。

□仕事で「公」に向かうことが、自分の活力にプラスになっているか。

□「公」を意識して仕事をし続けることが、仕事の成果につながってきたか。

②動物脳について

□「公」と「私」のバランスをとっていて、長い目でみると自分の得にもなるか。

□過去の悔しい思いが、「公」に向かう強い原動力になっているか。

□無理しなくても、かもしだす色気があり、異性にもてるか。

step 3

【左脳・右脳】情報処理の質と量を上げる

ステップ2で、学校や家庭で人間らしく生きる教育を受けるという話をしましたが、学校に行くと徐々に個人の特性があらわになってきます。勉強のできる子もいれば、運動のできる子もいるし、友達の多い子もいれば、ひとりで本を読むのが好きな子もいます。これは、「左脳」「右脳」のどちらをよく使っているかが関係していると考えられます。

脳は領域によって機能がある程度分かれていて、左右の脳の役割は、大雑把にいうと次のようになります。

左脳は、言語の理解（言葉を理解する、話をする、字を書く、文字を読む）や論理的な思考、計算、分析能力にかかわっています。内に向かい、じっくりと物事に取り組み、解析し、文字に定着させ、進歩につながるアイデアを練る機能をもちます。仕事の「質」を上げることにかかわる、理性・合理性の脳といえるでしょう。

右脳は、バランス（人や物とぶつからないようにする）、聴覚、感情的・情緒的な言語表現、絵画や音楽など芸術的なものへの理解などに関係しています。外の現実世界を認識し、他人の感情をよみ、考えを憶測することにもかかわっています。情報を取り入れて、感情表現としてフィードバックあるいはコミュニケーションをはかる機能があり、現実の一瞬一瞬に対応します。右脳は仕事の「量」（エネルギー）にかかわる、情緒的・行動的な脳です。

人間脳の中で左右どちらの脳をよく使うかによって、行動や性格が決まってきます。

左脳をよく使う人は、一義的なものの見方をします。つまり、厳密な基準があり、それにもとづいて優劣を決めようとします。基準がないと、仕事の質が上がらないからです。また、過去から学んだことを文字に定着させ、それをもとに未来に対応して、さらに質を上げようとします。様々なデータを積み上げ、よりよい品質、より高度な内容に仕上げることを追求していくわけです。

左脳では合理的・論理的に物事を考え、あいまいさを排除しますから、判断はどうしても冷徹になります。たとえば、会社存続のために人間の優劣を決め、リストラを敢然と断行するような行動をとります。あるいは、厳密に実験を重ね、研究論文を仕上げるようなことを実行します。

こうした行動から発明や発見が生まれてくることがありますから、左脳は文明の進歩にかかわっているといえます。左脳のめざすところは、時間を支配し、進歩を続けて、神に近づくことといってもいいでしょう。時間の流れの中で物事を積み重ねていくので、数学的な表現を使うと

「積分」、野球でいうと「ホームラン」や「安打」数のようなものです。

対して右脳は多義的です。ひとつの価値を追求するよりも、あれもありこれもありという感覚で、様々な価値観を同列に見ます。そうして、全体の中で変化した部分にエネルギーを集中することによって、多くの情報が飛びかう現実の世界に瞬時に対応します。年をとるにつれて右脳の機能が落ちるのは、右脳は動物的なので、年齢とともに動物的なエネルギーが落ちていくことと関係していると思われます。

右脳をよく使う人は、人づきあいのよいタイプです。他人の考えや感情をおしはかり、人や社会とバランスをとりながら調和して生きようとします。芸術を理解するにも働く右脳が、調和や文化にかかわっているともいえるでしょう。右脳のめざすところは、今現在の空間を支配したりとけ込んだりすること。変化に対応するので、数学でいうと「微分」、野球でいうと毎日変わる「打率」にあたります。

イチローが打率より安打数を重視するのは、より左脳に傾いた脳であるため、松井秀喜がチームの勝利を重視するのは、右脳に傾いた脳であるためといえるかもしれません。

意外かもしれませんが、目の前の現実にエネルギーを集中するために一番有効なのは、死（＝無）を意識することです。芸術で「メメント・モリ」（死を意識せよ）とよくいわれるのは、右脳をできるだけ活性化させようとしてのことのようです。

川端康成や芥川龍之介が末期の目でものをみることに到達したのは、右脳を活性化し、美を強く感じようとしたからだと思います。戦国武将の藤堂高虎が「今日の夕方死ぬ」と思って毎日を生きたのも、右脳の集中力を増すためだと思われます。

死からものをみると、人に感謝したり、今起こっていることに集中したり、美しさを感じたりする度合いが強烈に増します。武道でも自分を無にすることで、周囲に即座に対応する集中力が高まります。病気や無職の経験も、仕事への感謝を呼び起こします。

死・無と現実との大きな差異は、右脳を強く刺激します。日本人が桜という、咲いて散るまでが束の間の木を賛美するのは、右脳をよく使う習慣があるからでしょう。

このように左脳と右脳はある意味、正反対の機能を内在しています。そのどちらも仕事には必要で、局面によって適切な脳を使うことが求められます。

世界のホンダを築いた本田宗一郎は、多くの人が認めるすぐれた経営者ですが、最初から仁徳をもっていたのではありません。若いころは、社員が会社にいつかなくなるほど激しい性格だったようです。しかし、社員と対立してストレスで顔面神経麻痺を起こしたりするうちに、摩擦の多さを反省して、脳の使い方を変えました。元々もっていた左脳的な攻撃性や合理性に加えて、右脳的な仁を意識してもつようにしています。世の中に役立とうという志があったからこそ、左脳と併せて右脳を使えるようになったのでしょう。

ホンダは過剰な設備投資で倒産の危機に陥ったことがあります。このとき救いの手を差し伸べた銀行は「ホンダには貸せないが、本田宗一郎なら貸せる」と融資してくれました。本田の脳の使い方が信用されたわけです。本田は生涯その融資担当者に感謝し、彼が定年になったのを待って会社に迎えました。このエピソードは、今では考えられない仁者がその当時は銀行にいたということも物語っています。

本田は若き日に、福島で製材業を営む藤澤武夫と出会い、ホンダに招き入れます。藤澤は財務や販売を取り仕切るようになり、最終的には会社の印を預けられ、経営のすべてをまかされます。一方の本田は技術に集中します。二人三脚の会社運営が土台となって〝世界のホンダ〟へと成長していきました。

ふたりとも「会社は個人の持ちものではない」という考えをもっており、本田は「藤澤がいなかったら会社はとうに潰れていた」と語り、藤澤も「本田がいなければ、こんなに会社は大きく成長しなかった」と語っています。左脳型の天才技術者・本田宗一郎と、右脳を要する経営のプロ・藤澤武夫が、同じ志で信頼し合ったからこそ、偉業が成し遂げられたと考えられます。

左脳・右脳の使い方に関しては、以下の項目をチェックしてください。

check 3

左脳について

- □時間とともに仕事の質を上げる（二度と失敗しない）システムを確立したか。
- □仕事を改善することに関して、高いレベルで議論できる仲間がいるか。
- □仕事とは関係ない本を読んだり映画を見たりして、広い視野を養っているか。

右脳について

□本当の意味で顧客のためになることをしているか。
□損得抜きで信頼し合っている友人がいるか。
□仕事に関係する様々な分野で的確なアドバイスをくれる知人がいるか。

step 4 【1次元・2次元・3次元】より多くの情報を処理する

学校では、人間関係は友人が中心で狭く、試験は教科書で習ったことから問題が出て、比較的少ない情報量を対象に脳を使っています。しかし、社会ではそうはいきません。広範囲の人間とかかわり、正解がすぐにはわからない様々な問題が降りかかってきます。仕事上の答えを出すには、多くの情報を、優先順位をつけて処理する必要があります。

社会では、より多くの情報を処理するため、脳の次元を上げなければなりません。脳の使い方は、情報量が少ないものから多いものに向かって「1次元」「2次元」「3次元」と呼べると私は考えています。

1次元は、もっとも基本的で単純な脳の使い方です。たとえば、脳外科医なら、手術で手がちゃんと動くか、病棟で基本的な手技ができるかなど、基礎的な技術にあたります。仕事で報酬を得るためには、絶対にできなければならない基本といえます。

2次元では情報が増え、対象に接近した顕微鏡的な脳の使い方をします。いわゆる〝虫の目〟です。脳外科医の場合は、手術の種類に応じた特有のテクニック、患者さんそれぞれに合わせた細やかな治療法など、手術や患者さんといった対象ごとにくわしい情報を処理します。2次元的な脳の使い方は、相手（手術や患者さん）が中心となった情報処理です。

3次元的ではさらに情報量が増えるため、個々の情報を処理するのは限界に達します。そこで全体を俯瞰して、何が大事か本質かを探り、そこから対処する、〝鳥の目〟を用います。脳外科医であれば、様々な手術や治療に共通する「本質」をみつけて、手術や治療の質を上げ、効率的に多くの患者さんを治療することになります。

本質とは、脳腫瘍を手術するときには神経線維を傷めないようにする、覚醒下手術では症状を常時チェックしながらやるといった、どの手術にも共通することです。3次元は、自分あるいは自分の考え方（患者さんを治したい）が中心となった情報処理といえます。

1次元では単純な作業、2次元ではそれぞれの相手を中心にした仕事、3次元では自分を中心に本質を探っての仕事。このように次元を上げていくと、脳を進化させ、より多くの情報を処理することが可能になり、仕事のレベルを上げることができます。

ここで、脳の使い方について、ステップ1からの話を再確認しましょう。成長とともに人間脳を使い、その中で左右の脳を使い分け、さらに1次元から2次元へ、そして3次元へとレベルを上げていきます。

じつは、3次元にかかわる頭頂葉を中心とした神経線維は、一番成熟が遅く、思春期に整うという報告もあります。成長とともに、より広い領域の脳を使うようになるわけです。

仕事ではしばしば「常にひとつ上の地位でものを見なさい」といわれます。たとえば、係長であれば課長、課長であれば部長になったつもりで仕事をしなさいということです。地位が上がるほど情報を統合して本質をみる（＝3次元）必要がありますが、同時に現場中心の細かな視点（＝2次元）、基本的な技術（＝1次元）も忘れてはなりません。

1次元・2次元・3次元の脳の使い方を、年をとるにつれバランスよくできるようにする。そのためには、若いときに低い次元の基礎固めをしっかりやるとともに、高い次元を意識した脳の使い方をすることが大切です。

次元を上げた例として、昭和51年にスタートした宅急便の話をしたいと思います。ヤマト運輸の小倉昌男が、「採算がとれない」といわれていた小口の荷物の宅配を始めたのは、単純なことがきっかけでした。以前から郵便局が小口荷物を扱っていたものの、田舎であれば家から遠い郵便局まで荷物を持っていく必要がありました。お年寄りが、都会で働いている子供に、故郷の食べ物を送ってあげたいと思っても、なかなか郵便局までは行けなかったのです。

そこで、ヤマト運輸では小さな荷物でも送りやすいように、こと細かなサービスを行い、今まではとは違ったやり方で小口の宅配便を始めました。経営が思わしくなかったり、利権を守ろうとする官僚に邪魔をされたり、利益を出すまでに様々な困難がありましたが、それを乗り越え、今や日本でトップレベルの運送会社になっているのは皆さんご存知のとおりです。なぜそうなれたかといえば、仕事の本質を追求したからです。

お年寄りが不自由を感じていることは、トラックで大口の荷物を運ぶ会社からみれば瑣末事にすぎません。しかし、小倉の「自分のしてもらいたいことを相手にもしてあげる」という哲学からいえば、決して見逃してはいけないことだったのでしょう。運送会社の常識という、自社にしか通用しない2次元的な発想ではなく、社会の中で運送会社がやるべき本質、つまり荷物を送る人や受け取る人に喜んでもらうという利他的な哲学が中心となった3次元的な発想で、会社の進むべき道をみつけたわけです。

ヤマト運輸は、新しく切り開いた分野で、スキーヤーやゴルファーをはじめ様々なお客さんに喜んでもらえるサービスを開始し、改善につぐ改善を重ね、他の会社が追随できないくらい質の高い仕事を実現させました。

「細部に神が宿る」という言葉があります。ヤマト運輸が始めたサービスのひとつひとつに、小倉の考える仕事の本質が宿っているのです。

check 4

それでは、脳の次元に関して以下の項目をチェックしてみてください。

①1次元

□仕事を解析して、トレーニング可能な基本的な技術に分けているか。
□仕事に関する基本的な技術を常に磨いているか。
□その技術に関して、ゆるぎない自信があるか。

②2次元

□仕事に関係するすべてのことを、自分の目で見て具体的に把握しているか。
□細やかで誠実な対応により、顧客と信頼関係を築いているか。
□仕事上の小さなトラブルからも大事な教訓を引き出し、仕事のレベルを上げるのに生かしているか。

③3次元

□社会における自分の仕事の意義からスタートして、物事を判断しているか。
□常に仕事に優先順位をつけて取り組み、効率と効果を上げているか。
□より本質的なことに取り組むようになり、徐々に仕事の成績も上がっているか。

step 5

【アイデンティティーとバランス】強みを伸ばして裾野を広げる

脳の発達の6つのステップのうち、先の4つのステップは脳の領域別の機能に関する話でした。あとの2つのステップは、それらの機能を有効に使うための方法です。ステップ5では、「アイデンティティー」と「バランス」を高めます。

社会で競争を勝ち抜くには、やはり人よりすぐれた脳の使い方が重要です。その人の「アイデンティティー」と呼べる独自の使い方が問われます。

アイデンティティーとは「自分の生きるよりどころ」ともいうべきものですが、脳に関しては、「左脳型で合理的である」とか「右脳型で情に厚い」「2次元型で細かいところに強い」「3次元型で本質を見抜く力がある」といった特徴をいいます。中途半端ではダメで、特徴がはっきりしているほど、仕事で成功するための強力な武器になります。

アイデンティティーはちょっとやそっとの障害では崩れませんが、それを揺るがすほどの大きなトラブルがあると、脳全体の機能が一気に落ちる危うさを秘めています。アイデンティティーのみに頼ると、人生のどこかで状況の劇的な変化についていけず、つぶれてしまう可能性が高くなります。そこで、脳はアイデンティティーとバランスの間を行ったり来たりしながら前進していくことになります。

松下幸之助は戦前、不況で松下電器が倒産しそうになってもリストラをせず、一人あたりの労働時間を減らして全員が働けるようにしました。それに感激した部下たちが、一生懸命営業をして、在庫をあっという間に一掃し、不況の中でも利益を上げたのです。これが、本当の意味の合理性です。左脳（合理性）と右脳（情）がレベルの高いところで折り合ったため、幸之助のアイデンティティーが結果を出したといえます。

人生で一番頭を使うべきなのは、このように相反する脳をいかに高いレベルで合致させるかを考えることです。答えは一人ひとり違います。答えがみつかれば、アイデンティティーの強さが増し、自分の仕事の分野で〝オンリーワン〟といわれる存在になれるでしょう。

答えが早く見つかるように、以下をチェックしてみてください。

check 5

①アイデンティティー

□自分のアイデンティティーは左脳か右脳か、また、2次元か3次元か把握しているか。

□仕事の中で自分のアイデンティティーを具体的に生かしているか。

□得意ではない脳の使い方をも駆使して、さらにアイデンティティーを高めようにしているか。

②バランス

□仕事において、脳のそれぞれの領域（動物・人間、左右、次元）の使い方は、具体的にどれにあたるか把握しているか。

□得意でない脳の使い方は、どの程度のレベルであるか客観的に把握しているか。

□アイデンティティーをのばすことと不得意を補う（バランスをとる）ことが同時にできるように、頭を使って工夫しているか。

step 6

【拡散と統合】ストレスで自我を強くする

いよいよ最終ステップの「拡散」と「統合」です。

長い人生では、思いもかけない嵐にみまわれることがあるものです。突然、会社が倒産したり、病気になったり、戦争や災害に遭ったり。このような強いストレスに襲われると、今までの脳の使い方が通用しなくなり、「拡散」してしまいます。乗り越えるには、脳の使い方をレベルアップして、新たに「統合」しなくてはならない、という事態になることがあるのです。

「拡散」「統合」とは、脳の画像からきた表現です。脳腫瘍の人の脳を画像で見ると、麻痺のある手足を動かすときに使う領域は、麻痺のないときに使っている場所（運動領）に比べて広がっている、つまり拡散した状態になっているのです。ところが手術後、麻痺が改善されると、手足を動かすときに使う領域は、本来使うべき運動領に戻ります。脳腫瘍で拡散した脳の使い方が、それを乗り越えることにより、正常な使い方に統合されています。

統合は、麻痺のような障害を乗り越える際のみに起こるわけではありません。仕事で新しいことを始めると、今までの脳の使い方では通用しないので、一旦拡散します。それが統合され、よりレベルの高い脳に進化します。このとき働くのが、脳の中心となる「自我」です。

脳の使い方をレベルアップさせて、自在に脳が使えるようになった状態は、「自我が強い」あるいは「脳が不屈である」といいます。

先に述べたアイデンティティーは、車でいうと車体にあたります。車体は頑丈なものもあれば、美しい流線型のものもあり、つまりアイデンティティーはどちらかというと脳の外側の使い方で、発揮される機能にあたります。

自我は、車でいうとエンジンです。強力でなければ、急な坂道を上がってはいけません。統合と拡散を繰り返すために重要な自我の強さは、どちらかというと脳の内側の使い方で、様々な脳機能を発揮させるための〝司令塔〟になります。

最近の脳科学では、脳の中心部に自我があることがわかってきました。様々な精神疾患は、この自我が障害を受けて発症するといわれています。

私は、ストレスで自我が壊れ、脳の使い方が拡散した状態になって、正常な脳の活動が阻まれることが、病気の大きな原因だろうと推測しています。

ただし、ストレスは悪い面ばかりではありません。大きな嵐を乗り越える過程があって、脳が目的に向かって本当の意味で統合されます。そして、脳全体をよりレベルが高く使えるようになります。ですから、ストレスは脳の成長に必要なのです。動物脳においてもそうです。自分の存在が否定されるような悔しい思いをすることは、動物脳をも活性化させ、脳全体を働かせるのに強い原動力になります。

ところで、ストレスをあらためて定義すると「自分の存在を脅かす環境の変化」といえるでしょう。仕事をしていて出合う障害は、自分の存在を脅かします。強いストレスに動物脳が反応すると、怒りや攻撃性などの激しい情動が起こったり、パニックに陥り逃げ出したくなったりします。これは保身のためにはきわめて有用な反応です。しかし、長くストレスを受け続けると、保身にかかわるホルモンが分泌され続け、交感神経が過剰に刺激され、脳のバランスが崩れます。それが精神疾患や認知症などとなって現われるのです。

ストレスはどの年代でもあります。脳の発育が十分でない幼いころに、虐待のような強いストレスがあると、脳の発達が阻害されます。その一方、裕福だった家が少年期あたりに没落し、ストレスを受けた人たちの中には、偉人と呼べる存在になっている人が多くいます。「かわいい子には旅をさせよ」という諺がありますが、徳川家康や松下幸之助のように、子供のころに苦労することは、人間を大きくする面があるといえます。

物事には必ずプラスとマイナスの面があります。物事自体が問題なのではなく、結局は自分がどういう受け取り方をするかが問題なのです。

ストレスも同じです。些細なことでもプラスの意味や価値をそこから見出すことが大事です。悪い事だらけに感じられるストレスこそ、プラスの意味を見出し乗り越えれば、自分を成長させられます。仕事に正面から向き合ってもうまくいかないときがありますが、そんなときは体験そのものや成長に意味を見出して、人間脳を向上させればよいのです。

ウィーン生まれの精神科医にヴィクトール・フランクルがいます。彼は、第二次世界大戦中に、ユダヤ人であるという理由で、ナチスによって強制収容所に入れられました。この体験を著した『夜と霧』は、世界各国で翻訳され、今日も読み継がれています。内容は、極限状態の経験から生きる意味を問い、すべての出来事に意味があると人生を肯定する哲学を提唱するものです。「生きることそのものに意味があるとすれば、苦しむことにも意味があるはずだ」という言葉には教えられるのではないでしょうか。

苦しみがあるから、対極の楽しみや喜びがより強く感じられる。こんな気持ちであれば、どのようなストレスでも乗り越えられます。そして、ストレスが教えてくれる本当の意味がわかります。

池乃めだかという、体の小さな吉本新喜劇の芸人。彼のギャグにこういうものがありました。大きな男とけんかをして、あっさりと殴り倒されます。その後すっくと立ち上がって「今日はこれぐらいにしといたろか」というのです。

私は子供のころはそのギャグを見て、ただ笑っていただけですが、彼が幼いころの極貧生活から、尊敬される芸人になるまでたどってきた人生を知って、今は別の意味を感じています。彼は歩んできた人生で、他の人より大きなストレスを受けてきたのでしょう。打ちのめされるたびに「今日はこれぐらいにしといたろか」と立ち上がってきたに違いありません。

野球ではピッチャーに「打者を見下ろして投げろ」とアドバイスすることがあります。必要以上にバッターを恐れると、普段の力は出ません。見下ろすくらいが丁度いいのです。ストレスに対しては、「今日はこれぐらいにしといたろか」と、やりすごしてみましょう。自分の脳がもつ潜在能力を考えれば、こんなストレスなどは全然たいしたことない。そう思うことです。

尊敬すべき先人たちに共通するのは、生涯あきらめることなくストレスに自然体で向き合っていたことです。困難に出合うたびに、動物脳と人間脳が一体となって、乗り越えるための脳をつくってきたのでしょう。

そんな脳をストレスがないときでも鍛えることが、人生にとってきわめて大事な気がします。順調なときこそ意識的に脳に負荷をかけ、ゆるめることなく向上させるのです。そのためには、できるだけ高い「公」の志をもつことが大事ではないでしょうか。

脳の使い方のゴールは、ストレスを受けても下を向かずに、むしろストレスを見下ろして、拡散と統合をやりつづけることです。仕事で脳の使い方を発達させていくことは、そのときは大変ですが、あとで振り返れば人生で一番幸せな時代になるはずです。

check 6

拡散と統合に関しては、以下をチェックしてみてください。

□志を心の片隅にでもいいからもっているか。
□24時間、その志に向かって進むくらいの情熱をもっているか。
□弱い者のために役立とうという信念をもって仕事をしているか。
□常にストレスからプラスの意味をみつけ、感謝しているか。
□どんな状態になっても自立できるくらい、
世の中に役に立つ能力を獲得することをめざしているか。
□ストレスを乗り越えて、脳が成長したことを実感した経験があるか。
□どんなストレスにも冷静に対処できる、強い自我をめざしているか。

以上、脳の発達の6つのステップについて説明しました。ステップ1~4で脳の機能をそれぞれ鍛え、ステップ5・6で機能を有効に使えるようにして、いい仕事やいい人生につなげていただきたいと思います。

medical + column

その手術は必要か？

「公」に関して、私がやっている脳外科治療の話をします。

悪性脳腫瘍が再発したと思われた患者さんのケースです。本人にはほとんど症状もなく、むしろ以前より元気で、再手術をするのを見送りました。

手術を見送った理由はいくつかあります。最大の理由は、再手術をすれば多少は命がのびるかもしれないが、手術や放射線を受けるストレスで、本人らしく脳を使う期間はむしろ短くなる可能性が高いと思われたことです。また、様々な免疫力を上げる食品をとっていただいていたので、ひょっとしたら再発ではなく、治療が効いているのではないかという考えもありました。さらに、本人は「まだ手術は必要ない」と感じていることも大きな要素でした。

つまり、その患者さんができるだけ脳を使うことを助けるために、手術にふみきらなかったわけです。これも「公」に寄与する判断になります。

このようなケースでは、おそらく多くの脳外科の施設は、患者さんを説得して手術をするでしょう。しかし、それはたいがい「私」による判断です。手術をする背後に、施設の治療成績を上げたい、手術件数を増やしたい、医者の手術の腕を上げたいといった考えがあることが多いのです。手術が本当は患者さんのためではなく、「私」の要素が勝った判断ということになります。

「公」とは「人が脳を使うのを助けること」という視点は、もちろん脳外科のみならず、あらゆる仕事にあてはまります。

chapter 3

脳を鍛える〈応用編〉

積極的に脳を鍛える3つのステージ

前の章で、脳の発達の6ステップについて説明しました。ここまでお読みになって、「脳というのは複雑なものだ、日々の仕事でどのように生かせばよいのだろうか」とお悩みになっているのではないでしょうか。

この章では、脳を鍛える〈応用編〉として、脳の特徴を整理し、どう生かせばよいかをわかりやすく説明します。

まず、仕事と脳の根本的な関係を考えるところから始めましょう。

脳にとって、仕事の目的は何か。それは、仕事を通じて脳をどんどん使えるようにすることです。仕事の究極の目的は、脳を鍛えることだと私は考えています。

積極的に脳を鍛える方法は、大きく分けて3つのステージから成ります。

ステージ1では、どの方向に脳を向かわせるかを考えます。これは、どんな人にもどんな仕事にも共通する基本というべきもので、「死」「公」「礼」がキーワードとなります。

ステージ2では、アイデンティティーを効率的に伸ばします。伸ばし方は人によって違い、まず自分の脳のタイプが左脳か右脳か、また、3次元か2次元かを確認した上で伸ばしていきます。ここでのキーワードは「義」「智」「信」「仁」です。

ステージ3では、自我を強化します。ゴルフのスイングでは、強い筋肉である体幹筋から始動すると正確なショットが打てるようになると、高名なゴルフコーチであるレッドベターは教えています。それと同様に、自我という脳の中心から始動して、脳の外側にあるアイデンティティーを働かせることができるようにします。ここでのキーワードは「自立」と「志」「信念」「情熱」「感謝」です。

論語に「四十五十にして聞こゆること無くんば、それまた畏るるに足らざるのみ」という言葉があります。40歳、50歳になって、その世界で一目おかれる存在になっていなければ、その人は結局それほどの者にはならない、という意味です。

各ステージのキーワードを日々心がけると、脳のよりよい使い方ができるようになるでしょう。すると、自分が取り組む仕事の世界で、必ずや名前が知られるようになる。そう、私は確信しています。

stage 1 ―― 方向を選択する

「死」を意識する

脳を鍛える最初のステージでは、どの方向に脳を向かわせるかを考えます。そこでまず意識すべきことは「死」です。

人間はいつか「死」を迎えます。これは仕事においても大きな意味をもちます。

2011年に亡くなったアップル社の元会長であるスティーブ・ジョブズが、常に「今日が人生最後の日だったら」と考えて仕事にのぞんでいたという話は有名です。また、戦国武将で、激動の時代に一国一城の主としての生き方を全うした藤堂高虎も「夕方には死ぬ」という覚悟で毎日をすごしたといわれています。

両者に共通するのは、次々と変わる情勢の中で的確な方向性をもって仕事をし、時代を先取りしていたことです。なぜ、そのようなことができたのでしょうか。

脳の発達の最初のステップである「受動・能動」を行うことは、生きていることと同じくらい、脳にとって基本的なことです。受動・能動が的確にできなければ、仕事としては体をなしません。

脳をきちんと機能させ、その働きを研ぎ澄ませるには、初心に帰って必死になることです。文字通り、自分がいずれ必ず死ぬことを意識することが、脳を働かせる効果的な方法といえます。

作家の司馬遼太郎が亡くなったときに、作家で評論家の丸谷才一が「戦争にいって厳しい経験をし、大きな宿題をつきつけられたことは、彼にとって幸せなことだったのではないか」という趣旨の発言をしていました。私もそのように考えます。

死の淵をのぞくような病気をした人も同じではないでしょうか。昔は致死的な病気であった結核にかかった作家の藤沢周平や吉村昭、俳優の渥美清が、人間味のある作品を次々と生み出したのは、常に「死」を意識してきたことがバックボーンとしてあったのではないかと思われます。

右脳の話のところでも述べましたが、「死」を意識すると、美への意識が高まり、生きている喜びもわいてきます。それは、一方に傾くと反対側にゆり戻そうとする脳の生理から起こるものと考えられます。進歩にかかわる左脳においても、その意識は、どちらに向かうべきかを決める際に、的確な判断を下すことにつながります。

私はおそらく左脳を主体に使っている人間ですが、30歳のときに父親が他界し、否応なしに「死」

を意識するようになりました。それまではどちらかというと仕事よりも遊ぶことに情熱を燃やしていたのが、「自分に与えられた能力を仕事で生かさずに死ぬわけにはいかない」と考えるようになったのです。そうなると自然に自分の持ち味を伸ばす方向に進むようになり、どの方向に仕事を進めるべきかがみえるようになりました。

「死」を意識することは、長い人生のみならず、日々の判断においても有用です。「それを選択すれば、たとえ結果がだめでも死ぬときに後悔しないかどうか」を選択基準にすると、的確な判断ができるものです。

「公」を心がける

動物脳・人間脳のところでもお話したように、「公」も仕事の方向性を決めるのに大事な要素です。

動物脳が元気で、それを人間脳がコントロールしている状態。これが脳のいい使い方であることは、古今東西の人間学で説かれています。

「人はパンのみにて生きるにあらず」というキリストの言葉も、姦淫を固く禁じるアッラーの言葉も、動物脳をコントロールすべきだという点に関しては共通しています。「利によりて行えば怨み多し」という孔子の言葉も、「欲望を断て」という釈迦の言葉も同様です。動物脳の働きが高ずれば社会の破綻を招くという人類共通の智慧から、それぞれの教えは生まれたのでしょう。だからといって、おいしいものを食べたり、恋をしたりするのがいけないということではありません。美食も恋愛も人生の楽しみであり、楽しみを求める動物脳が元気なことはきわめて大事です。ただ、動物脳は楽しみにおぼれやすいので、度を越すことを防ぐために、様々な戒律があると考えられます。

動物脳と人間脳がいい関係にある状態は、すべての人にとって、めざすべきものです。しかし、理想的な状態を保つことは、決して簡単ではありません。現実に、動物脳に起因すると考えられる犯罪は多発しています。道徳心を幼いころから植えつけられていない現代人は、「公」の心がけにおいては、むしろ後退しているといっていいでしょう。

仕事は、食べていくという私欲が原動力になりますが、「公」の要素がなければ、うまくはいきません。「公」を欠けば、本当の意味で優秀な人材は集まらず、やがて破綻することは、ひところ華やかだった幾多の企業の末路をみれば明白です。何代にも渡って栄えている企業は、例外なく、創業者が理念の核心として「公への奉仕」を掲げていて、その文化を大切にし続けています。

個人についても同じです。論語に「徳は孤ならず」という言葉があるように、「公」を旗印にする人は、やはり「公」を心がける優秀な人材を引き寄せます。そうすると、仕事がおもしろいように進展していきます。

「礼」を大切にする

「死」と「公」を意識すると、仕事の大きな方向性がみえてきます。しかし、もうひとつ大切にしなければならないものとして、「礼」があります。

日々の仕事で様々な判断する際に、気をつけなければならないのは、動物脳の悪弊に判断をゆがめられないことです。

動物脳の悪弊とは、欲望が強いことでも勤勉でないことでもありません。傲慢と卑屈です。敵が弱いとみるや傲慢になり、強いとみるや卑屈になるのは動物脳の一番悪い癖です。そのような態度をとった瞬間に、脳は緊張感を失い、人は破滅への道を歩み出します。

日露戦争後の日本がそうでした。それまでは素晴らしい働き方をしていた日本人が、勝ったとたんに傲慢になりました。そして、太平洋戦争に負けた後は、周囲の国に対して卑屈になり、大人も子供も先進国で一番自尊心がないといってもいい民族になってしまいました。じつはそれが、精神疾患を含めた多くの問題の根っこにあると私は感じています。

傲慢にも卑屈にもならないために、必要なのが「礼」です。人に悪く思われたくないという計算からくる表面的な礼儀正しさではなく、常に頭を下げて物事や人から謙虚に学び、学びに感謝することです。「礼」を備えれば、自然に動物脳がコントロールされ、適切な判断ができるようになります。

松下幸之助は小学校しか出ていないことを、幸運だったこととしてあげています。学歴が低いからこそ、〝経営の神様〟といわれるようになっても、人から学ぶ姿勢を貫けたのです。終生変わらぬ「礼」にかなった姿勢が、まわりの人からいい智慧を引き出し、それを自分の判断に大きくプラスにできたのでしょう。

論語では、君子はいつもゆったりして威厳があるが、小人はすぐにパニックになるとしています。私は、「礼」を備えた人は、君子のような態度をとるものだと考えています。

トラブルがあるとすぐにパニックになったり、怒鳴ったりする人は、まわりの人の動物脳を刺激して不快感を与えます。何があってもゆったりしていて威厳があると、まわりに安心感を与えることができます。

映画『007』でジェームズ・ボンドが潜水服を脱ぐと、中に燕尾服を着ていたことがありました。このように危機に臨んでも紳士的にふるまうのは、「礼」にかなう態度です。

仕事をするにあたって大切なのは、まず何をめざすかです。ステージ1として「死」「公」「礼」というキーワードを掲げて、方向性を考えるところから再スタートしてみてはいかがでしょうか。

stage 2

脳タイプに合わせて強みを伸ばす

脳タイプを知る

ステージ2では、脳のタイプについて知り、強みを伸ばして弱みを底上げすることをめざします。強みとはアイデンティティー、つまり、使うのが一番得意な脳のことです。

私が様々な人の脳を観察したところ、アイデンティティーは左右と次元（2次元・3次元）の組み合わせによって、4通りに分けられることがわかりました。

主に左脳を3次元的に使っているなら、その人のアイデンティティーは左脳3次元、左脳を2次元的に使っているなら、左脳2次元です。同様に、右脳3次元、右脳2次元があります。

これは脳科学による、脳の部位にもとづいた分け方です。2次元は脳の下の方、3次元は上の方にあたります。人間の脳は基本的には左右上下4つの領域しかないので、少なくとも仕事をしている人のアイデンティティーは、このうちのどれかにあたるはずです。

自分のアイデンティティーがどれであるかは、簡単に判断できます。まず、左右については、仕事において、質にこだわるなら左タイプ、量にこだわるなら右タイプ。

次元については、全体から導き出される本質的なことに取り組むなら3次元タイプ、一部を掘り下げ細部にこだわるなら2次元タイプです。チャプター2でも述べたように、3次元タイプは自分を座標軸の中心にして全体を把握しようとし、2次元タイプは相手（物事）を中心にとらえて深くかかわろうとします。

左右と次元、それぞれのタイプを組み合わせたものがアイデンティティーになります。なお、本書の最後に、自分の脳のタイプがわかる脳テストの受け方を紹介しています。正確に脳タイプを知るには、こちらを活用してください。

会社や組織においては、アイデンティティーが左脳3次元の人は仕事全体の質の把握が必要な総務もしくは社長が適役で、左脳2次元なら研究者に向いています。右脳3次元であれば営業が合い、右脳2次元の人はチームの結束を強くする人格者またはムードメーカー的な存在です。

主義でいえば、左脳3次元は合理主義、左脳2次元は原理主義、右脳3次元は拡張主義、右脳2次元は温情主義といえるでしょう。

歴史上の人物をあげると、左脳３次元は織田信長、左脳２次元はヒットラー、右脳３次元はナポレオン、右脳２次元は西郷隆盛が典型的と考えられます。

４つの脳タイプ

左脳３次元タイプ	右脳３次元タイプ
主義：合理主義	主義：拡張主義
典型的な人物：織田信長	典型的な人物：ナポレオン
stage2 のキーワード「義」	stage2 のキーワード「信」
stage3 のキーワード「志」	stage3 のキーワード「情熱」
左脳２次元タイプ	**右脳２次元タイプ**
主義：原理主義	主義：温情主義
典型的な人物：ヒットラー	典型的な人物：西郷隆盛
stage2 のキーワード「智」	stage2 のキーワード「仁」
stage3 のキーワード「信念」	stage3 のキーワード「感謝」

＊キーワードについては、この後くわしく説明します。

覚えておきたい脳の特徴

タイプに合わせた脳の鍛え方を紹介する前に、脳の特徴や法則を説明しておきます。

まず、右脳が力を発揮するのは厳しい環境です。追い込まれるとエネルギーが出ます。ただし、よほど人間ができていないと、調子がよくなると傲慢になり、おかしな方向に暴走しがちです。トラブルを未然に防ぐには、常に初心を忘れずに仕事にのぞむことです。

右脳のいい使い方は、人から人へ伝えるしかありません。レベルアップをめざすなら、できるだけ厳しい環境に自分を置いて、師と仰ぐ人の影響を受け、仲間と助け合いながら前進することです。

一方、左脳が力を発揮するのは自分のペースで仕事ができる環境です。何より大切なのは自由です。自由な環境で、独学で高い目標に向かうと、いい仕事に結びつきます。目先の成果に一喜一憂することなく、長い目で仕事に取り組むことが必要で、まわりも長い目で評価してあげることが求められます。

左脳はまわりの状況に慣れるのに時間がかかるので、新しい環境では最初につまずきやすいのですが、一度つまずいたくらいでめげる必要はありません。

次元は、2次元から3次元に進むのが、脳にとって自然です。最初から3次元的な脳の使い方をしようとすると、往々にして現実から遊離してしまいます。どんな細かなことも自分でできるように土台をつくってから本質に向かえば、仕事は安定します。

しっかり土台をつくっていきついた3次元のレベルが高ければ高いほど、多くの情報を適切に処理できます。ビジネスでの競争において、勝つことができるでしょう。

ただし、脳の機能からいうと、左脳は3次元、右脳は2次元を主体とした使い方をするのがいいのではないかと私は考えています。

左脳は進歩にかかわる脳であって、できるだけ多くの情報から本質にいきつくのがゴールなため、3次元が主体となるのが自然なのです。

右脳は動物的なので、2次元を主体とした方が自然です。言い換えると、本質よりも現実をみて、損得を抜きにした「仁」や「愛」の人間関係を重んじるべきです。そもそも右脳の3次元は厳しい競争の中で出てきた脳の使い方なため、お尻に火がついて走っているようなもので、人間関係は広く浅くなりがちです。勢いがよすぎると、過剰な拡大と質の低下があいまって、破綻に結びつきやすいと考えられます。

意外な脳の法則

アイデンティティーに関していうと、右脳がアイデンティティーの人はまわりの人に愛されます。右脳2次元と思われる西郷隆盛はいまだに鹿児島で人気があり、右脳3次元らしいナポレオンや豊臣秀吉も、戦争で国民に迷惑をかけたにもかかわらず、多くの人に敬愛されています。

一方、左脳がアイデンティティーの人は人間味に欠け、ある意味、陰惨さがつきまといます。左脳3次元と思われる織田信長は、近世へ時代を切り開く偉業をなしとげましたが、合理性にもとづく残虐さが目立って、多くの人に嫌われています。左脳2次元の原理主義者はより陰惨です。代表的なヒットラーについては、町の絵を描いたときに、そこを歩く人をひとりも描かなかったという話があり、人の命より自分の信じることを重んじたと考えられます。

脳には意外な法則があります。それは、左右上下4つの領域のうち、隣り合うものは同時には使いづらいというものです。

特に左右の同次元の脳、つまり「左脳3次元と右脳3次元」、そして「左脳2次元と右脳2次元」は、機能が極端に違い、同時に高いレベルで使うのは困難といっていいでしょう。左脳3次元の合理主義と右脳3次元の拡張主義とは、なかなか相並び立ちません。左脳2次元の原理主義と右脳2次元の温情主義についても同様です。

隣り合う違う次元の脳を使うこと、つまり「左脳3次元と左脳2次元」、あるいは「右脳3次元と右脳2次元」を同時に使うことも楽ではありません。しかし、脳を鍛えるには必要なことですから、とにかく使うことを意識しましょう。

クロスする脳は同時に使いやすいものです。「左脳3次元と右脳2次元」「右脳3次元と左脳2次元」には、意外と共通するものがあり、相性がいいのです。ただし、先に述べたとおり、「左脳2次元と右脳3次元」の組み合わせは、破綻に至るおそれがあるので、おすすめできません。

歴史上の悲劇の中にも、左脳2次元の原理主義が、右脳3次元の拡張主義に連動することによって起きたものがあります。一種の原理主義であるヒットラーのゲルマン優越主義は、第一次世界大戦後の困窮にあえいでいたドイツ国民の気持ちをつかみました。そして、ファシズム国家が誕生することになりました。原理主義においては、脳は単純な原理のみを信じていて、じつはほとんど思考停止しています。頭から信じきることで行動に集中しやすくなり、大きなムーブメントを起こしがちなのです。

人は成功すると、自分のアイデンティティーに固執しやすいものです。つまり、得意な脳ばかりを使ってしまいます。他の脳は違う方向を向いているため、使いにくい面があるからでしょう。しかし、ここが人生の難しいところですが、アイデンティティーに徹しすぎると、最後に落とし穴にはまることがあります。

ナポレオンと豊臣秀吉は、ともに右脳３次元と考えられ、広い空間を支配したがる点で似ています。若いころに成功したものの、やがてロシアや朝鮮に攻め込むという愚を犯し、破滅へと向かいました。

アイデンティティーを伸ばすことは、仕事では最大の武器になります。しかし、陥りやすいわなを意識して、それ以外の脳の使い方も同時に伸ばしていくことが必要です。

たとえば、アイデンティティーが左脳３次元であれば、合理的に考えることには長けているはずです。そこからスタートして、合理的に考えて友人の手助けをするなどして、右脳２次元を伸ばします。お手本となるのは、アメリカ映画でハンフリー・ボガートが得意とした人物像で、強烈な合理主義者の言動に人情が垣間見えるというパターンです。これは、矛盾する脳の組み合わせがその人の持ち味となって、人の胸を打ちます。

では、これから脳タイプ別に、アイデンティティーをどう伸ばすか、また、起こりやすいトラブルをどう防ぐかを説明していきます。

話をわかりやすくするために、その脳を使う難易度や必要度をＡＢＣＤで示してみました。Ａが最高レベル、Ｄが最低レベルです。これによって、めざすべきレベルがわかります。

自分の脳の特徴を知って、その使い方を向上させることは、仕事においても人生においても大きな助けとなるでしょう。ぜひアイデンティティーを伸ばしながら、別の脳の使い方もレベルアップさせて、脳をどんどん使えるようにしてください。

左脳3次元タイプの強みを伸ばす〈キーワードは「義」〉

左脳3次元タイプは、多くの情報から本質を追究して、仕事の質を高めようとします。アイデンティティーを伸ばすには、自由な雰囲気の中でゆっくりと頂をめざして進むこと。キーワードは「義」です。

仕事には「公」の要素が必要です。すでに述べた通り、「公」とは、弱い人が脳を使うことを助けることが本質です。弱い人ができるだけ自立できるように、本当の意味で助けることを「義」と呼びます。

「義」は「正義」ともいいますが、〝正義の味方〟鞍馬天狗が、強きをくじき弱きを助けることができる剣の達人であるように、背景には力が必要です。ですから、左脳をますます鍛えて力をつけなくてはなりません。そして、仕事の中で「公」を実現するには何をすべきかを常に考え続けることが大事です。

脳の法則からいうと、左脳3次元を伸ばすには、同時に左脳2次元のレベルアップをはかることが効果的です。具体的には、何かを研究して総論を書いたり、本を書いたりして、多くの情報から物事の本質を考えることが、大きな助けになります。

さらに機能を高めるには、物事の細部を支えにする必要があります。研究して論文を書くだけでなく、ひとつひとつの事象に関してくわしい知識を増やしていくと、左脳3次元の使い方はよりすぐれたものになります。

本質に向かう性質からみると、細部にこだわるのは馬鹿馬鹿しく思えることもあるでしょう。しかし、大きな間違いを犯さないためには必要なことです。

左脳3次元と同時に使いやすいのは、弱い人たちを助ける「仁」をキーワードとする右脳2次元です。左脳3次元がめざす「公」や「義」が、「仁」や「愛」と結びつけば、道を踏み外すことはないでしょう。

反面教師となるのは、左脳3次元の極みのような織田信長です。信長は「質」を求めて中世の因襲をことごとく破壊し、近世への扉を開きました。しかし、人民や家臣に対する「仁」がなく、自分を神と考え始めて歯車が狂い、本能寺の変で殺害されました。

徳川家康もこのタイプですが、どの脳の使い方もすぐれていて、右脳2次元を使って家臣をうまく束ねていました。脳のレベルがより高かったと考えられます。

このタイプの本田宗一郎が、右脳3次元タイプで販売が得意な藤澤武夫と組んだように、苦手な脳が使える人と組んで仕事をするという方法もあります。そのときは、ふたりが同じ方向性をもって「義」へ向かってこそ、仕事は発展していきます。

〈左脳3次元タイプがめざしたい脳のレベル〉

●左脳3次元……A
○左脳2次元……BからA
○右脳3次元……C以上（最初はDでも可）
○右脳2次元……B以上

右脳2次元をC以上に高めると、左脳3次元のレベルがさらに上がります。右脳3次元を追求して人脈を広げるよりは、右脳2次元を使って、少ない人数であっても信頼できる関係をつくることが先決です。

check 1

〈左脳3次元タイプの日常のチェック項目〉

□仕事の中で、力の伴った正義を実現しようと考えているか。
□本や総論を書くなどして、仕事全体を俯瞰し、本質に迫ろうとしているか。
□左脳2次元、右脳2次元のレベルアップをめざしているか。

左脳2次元タイプの強みを伸ばす〈キーワードは「智」〉

左脳2次元タイプは、学者や研究者のような脳の使い方をしています。つまり、ひとつの分野をとことん掘り下げ、それに関するスペシャリストをめざします。キーワードは「智」です。

「智」とは、辞書やインターネットなどから簡単に手に入れられるような知識ではなく、普遍的な「智慧」です。

プロ野球で大成した人が「野球がすべてを教えてくれた」などといいます。ひとつのことを深く突き詰めると、人生を生き抜くための普遍的な「智慧」を授かるようになります。どんな分野でも深く追求すると、生きる「智慧」につながっていくのです。

左脳2次元をレベルアップさせるには、徹底的に仕事について研究することです。課題となっていることを24時間考え続け、あらゆる方向から検討すると、自信がわき、脳が成長していきます。寝ても覚めても考え続けることによって、その人独自の揺るがない世界ができあがるのです。それをしない限りは、レベルの高い「智慧」は備わりません。

左脳2次元は左脳3次元をめざすと、より強化されます。細部をみつめながら、いつも本質を考えることによって、本当の意味で仕事が安定するようになるでしょう。

深く掘り下げるこのタイプの人にとって、左脳3次元の広い視野をもつことは、将来を考える上でも大切なことです。私はかつて脳腫瘍の遺伝子治療に深くかかわっていましたが、より可能性のある分野を研究すべきだと考えて、覚醒下手術にたずさわるようになりました。

仕事にはダイナミックな流れがあります。ある分野でスペシャリストになると、それが時代遅れになったときに転身するのが難しく、一生を台無しにすることもあります。

クロスする右脳3次元もレベルアップさせ、多くの人間とかかわるようにしましょう。現代社会では、薬の開発ひとつにしても、大企業でなければ不可能な時代になりました。機能的な組織をつくれるかどうかが、仕事の成否を分けます。

ヒットラーもスターリンも毛沢東も、左脳2次元が右脳3次元と結託して悲劇を起こしたといえるでしょう。「仁」を重んじる右脳2次元を機能停止させたことが問題であったと考えられます。

ですから常に「原理や経典より人の命が大切」という信念をもつべきです。

〈左脳2次元タイプがめざしたい脳のレベル〉

○左脳3次元……A
●左脳2次元……A
○右脳3次元……B以上
○右脳2次元……C以上（最初はDでも可）

できるだけ左脳2次元にとどまらずに左脳3次元をめざし、物事の本質に迫ることを心がけましょう。原理主義で固まることなく、「仁」を心がけることが大切です。最初は右脳2次元タイプの人と組んで、陰に日向に支えてもらいながら仕事をするのも、おすすめできる方法です。

check 2

〈左脳2次元タイプの日常のチェック項目〉

□単なる知識ではなく、生きていく智慧につながることを研究しているか。
□仕事の課題を研究するのに、24時間考え続けているか。
□左脳3次元、ついで右脳3次元をレベルアップすることをめざしているか。

右脳3次元タイプの強みを伸ばす〈キーワードは「信」〉

右脳3次元タイプの人は、一瞬一瞬にエネルギーを集中して、現実の空間を支配しようとします。それは、厳しい環境を乗り越えるために起こった脳の使い方です。アイデンティティーを伸ばすには自分を厳しい状況に追い込むか、厳しくない状況でも初心に戻って強烈な集中力を出すこと。キーワードは「信」です。「あの人は信用がおける」という評判がたてば、社会を自由に行き来する通行手形をもらったようなものです。

都会では狭い空間に多くの人や物が集まり、ほしい人やものが簡単に手に入ります。そうなると、全体をみわたして、いかに要領のいい選択をするかがテーマとなります。周囲と親しそうにみえても、心の底では互いに信用していないケースがあるのではないでしょうか。相手が利用しやすいか、自分の脅威になるかという基準でみて、いかにうまく世渡りをするかを考える。これは「信」とは対極にあります。

「信」は、たとえ自分が損をしても、相手のプラスになるように行動し、信じる道を突き進みます。情熱をみせて、周囲の信用を得ていきます。今の都会人は忘れていますが、「信」がある人のまわりには「信」がある人が集まるため、自分のいる世界を広げてゆけます。

右脳3次元は空間に対する集中力に関係しています。レベルアップさせるには、仕事で体を動かし汗をかくことです。特に若い人は、あれこれ理屈をいわずに体を使うことです。

仕事以外で集中力を高めるのは、瞑想と運動です。瞑想を習慣化すると、右脳に傾いた自我が強化され、集中力が増します。

運動の中では特に武道がおすすめです。武道は、技術のみならず人格をも向上させることを目標としています。そこで培われた人格と集中力は、不利な状況でも冷静に対処できる胆力につながり、信用のおける人間になるために役立ちます。（参考／篠浦伸禎『脳にいい5つの習慣』マキノ出版、『ボケない生き方』ディスカヴァー・トゥエンティワン）

このタイプの人は人間関係が広く浅くなりがちなので、「仁」を重んじる右脳2次元も使うことが大事です。ナポレオンは「彼が行くところはすべて勝つが、行かないところはすべて負ける」といわれました。彼は部下と深い人間関係を築いておらず、片腕となる存在をつくっていなかったのでしょう。

また、調子がよくなると傲慢になり、破滅へと突き進みがちなのも問題です。エネルギーを使いたくてしょうがなくなり、範囲を広げすぎて質を落とし、破滅してしまうのです。このタイプと思われる豊臣秀吉は、晩年の暴走によって豊臣家に災いをもたらしました。

災いを避ける助けになるのは、クロスする左脳2次元です。右脳3次元の人は、知識は豊富でも、それらに優先順位をつけて本質を導き出すことは苦手です。そこで、ナポレオンがナポレオン法典をつくったように、誰かに原理原則を言葉で明確にしてもらい、それを守るとよいでしょう。そうすれば、情熱にまかせて暴走することもありません。

自分を生かすには、左脳3次元がアイデンティティーの人と組むことです。その好例は、ホンダの名コンビ、本田宗一郎と藤澤武夫です。

〈右脳3次元タイプがめざしたい脳のレベル〉

○左脳3次元……C以上（最初はDでも可）
○左脳2次元……B以上
●右脳3次元……A
○右脳2次元……A

深い人間関係を少人数でもいいので築いてください。また、原理原則を守って、常に初心に帰るようにしましょう。そうすれば、調子がいいからといって暴走することはありません。左脳3次元は、本を読んだり映画をみたりすると高められます。そうしないと、危なっかしくて人の上に立つことはできません。すぐれた左脳3次元タイプと組んで、仕事の本質に関してアドバイスをもらいながら仕事をするのもいいでしょう。

check 2

〈右脳3次元タイプの日常のチェック項目〉

□「信用できる」という評判を何より大切にしているか。
□集中力を高める瞑想や運動、特に武道などをやっているか。
□右脳2次元、そして左脳2次元のレベルアップをめざしているか。

右脳2次元タイプの強みを伸ばす〈キーワードは「仁」〉

右脳2次元タイプの人は、狭い範囲で濃密な人間関係を築こうとします。相手の情報をくわしく記憶し、相手中心で動きます。キーワードは「仁」。言い換えると「情」や「慈しみの心」です。この脳は厳しい環境でこそレベルアップができます。損得を抜きにして、人と協力し合いながらストレスを乗り越えると、相手とのつながりを強くできます。

ストレスは外の世界からくると思われがちですが、それを感じているのは脳です。いやな思いをするのは、自分の脳がストレスに耐えられない低いレベルであるから、と考えれば、脳の使い方を向上させることが解決法だとわかります。

人間学では、ストレスがあったときに、人を責めるのではなく、すべて自分に責任があり、自分を変えるべきだと教えます。自分は変わることができるが、他人は変わらない。そう考えると、ストレスをあまり感じなくなります。

まず改善すべきは「足るを知る」ことです。これを知らないと、自分に不足するものばかりに目がいき、常に不平不満ばかりになります。また、人が何かをしてくれることを期待し、自分の思い通りにならなかったときは、他人のせいにします。そこで、右脳2次元において動物脳をコントロールすると、欲望にブレーキをかけることができます。

なお、「足るを知る」とは、現状に満足して向上心をなくせということではありません。いい面も悪い面もみた上で、いいことのみに意識を集中することです。たとえば力士がケガから復帰すると、相撲をとれるだけで幸せだといいます。これが足るを知った状態です。仕事で向上したいという強い意欲がわき、ケガが脳をレベルアップさせたわけです。

仕事の中で右脳2次元をレベルアップするには、ご縁をいただいたことに感謝し、相手のプラスになることを考えることです。自分が多少損をしてでも相手にプラスになるようにすれば、強い絆が生まれます。それが、長い眼でみると自分にもプラスになり、苦しいときには大きな助けとなるでしょう。

現実に対応する右脳2次元の働きをよくすると、クロスする左脳3次元もレベルアップします。人間脳が主体なため、様々な知恵がわいてきて機能が向上すると考えられます。

さらに脳の働きを高めるには、右脳3次元も伸ばす必要があります。狭い人間関係の中でものをみるだけでなく、その関係が全体の中でどういう位置づけかを知ることも必要です。狭い人間関係だけに埋没すると、息苦しくなることもありますから、多くの友人を持ち、濃密な関係の人とはときどき距離をとりたいものです。

このタイプと思われる西郷隆盛が西南の役を起こしたのは、「情」のなせるわざだったと考えられます。２次元的な仲間の情に流されて、日本全体で自分たちの位置づけをみる３次元的な視野が欠けていたのでしょう。

ただし、明治時代には武士という職業がそぐわないことを見抜いて、勝つ気のない戦争をすることで、武士の時代を一気に終わらせたという見方もあります。自分たちが武士らしく死んで幕引きをし、美しい精神を後世に伝えようとしたとも考えられるのです。死ぬことで強烈にメッセージを後世に伝えようとするのは、右脳２次元特有の行動です。

右脳２次元をつきつめると、物事の本質に迫る左脳３次元にいきつくでしょう。物事を「道」までもっていく日本人の精神は、そういう脳の使い方といえます。

なお、このタイプで左脳３次元も使えると、付き合いやすく、聞くに値する意見を発するので、仕事でも相当重宝されるはずです。

隣り合う左脳2次元を使うのは、やはり難しそうです。情の深い人は原理主義とは相いれないものがあります。

極端な原理主義に傾かないところが日本人のいいところですが、まったく原則がないのは、歯止めがきかないことにも通じます。そのため、絶対的に正しい原則、たとえば「仁義礼智信」のような、どこでも通用する原則を念頭に置くことが求められます。


日本人は基本的に右脳を主体的に使い、人間関係を大切にしています。我々を動かすのは左脳の理屈ではなく、右脳2次元の「仁」、つまり「思いやり」「慈しみ」であると考えられます。お世話になった人に喜んでほしい、あるいは、亡くなった人を生前もっと喜ばせてあげればよかった、と思う気持ちは、人を大きく突き動かします。理屈ではなく感情が強い力をもたらしているからです。

今後の日本人にとっては、右脳2次元がめざす「仁」、それを中核の思想とする「武士道」がキーワードになってくると考えられます。

〈右脳2次元タイプがめざしたい脳のレベル〉

○左脳3次元……B以上
○左脳2次元……C以上（最初はDでも可）
○右脳3次元……A
●右脳2次元……BからA

右脳2次元を主体にした状態で、つまり信頼できる仲間とのつながりを中心にしながら、右脳3次元を高め、広い世界を知るようにしましょう。すると、自分のいる世界のよさが再認識できます。狭くて深い関係から本質を追求して、左脳3次元もできるだけ高めます。左脳2次元タイプの知識が豊富な人と友達になり、様々な知識を受け取りながら仕事をするといいでしょう。

check 3

〈右脳2次元タイプの日常のチェック項目〉
□仁の心で、損得を超えて協力できる仕事仲間がいるか。
□仕事では、まず相手のプラスになることを考えているか。
□右脳3次元、ついで左脳3次元のレベルアップをめざしているか。

stage 3

自我を強くして不屈になる
脳のコンディションを整える

いよいよ脳を鍛える最後のステージです。ここでは自我を強くして不屈になることをめざします。簡単にいうと、大きなストレスを乗り越える力をつけます。後で紹介する脳テストにおいては、ストレス耐性の点数を高めることになります。

キーワードは「自立」と「志」「信念」「情熱」「感謝」。自分にあてはめながら読んでいただくと、今後の人生における羅針盤になるはずです。

仕事は決して楽なものではありません。就職しても仕事になじめない人もいれば、リストラにあったり、会社が倒産したりする人もいます。このようなストレスを乗り越える力をぜひつけてください。


まずは脳のコンディションを整えること大切です。相撲に「心技体」という言葉があります。心と技と体を磨いてこそ、いい横綱になれるという意味ですが、仕事に使う脳についても同じことがいえます。脳に心技体をあてはめると、「心」が自我、「技」がアイデンティティー、「体」は脳のコンディションと考えられるでしょう。

人間は疲れてくると、脳の血流が落ちて動物脳が過剰に反応し、イライラしたり、眠くなったりします。そういった反応を防ぎ、脳をきちんと使えるようにするには、いいコンディションを保つことが前提となります。

当然、日常生活が重要です。睡眠を十分にとり、朝早く起きて、少しでも自分の進歩につながることをすること。さらに、ちゃんとした食事、つまり日本人に合った野菜・魚中心の食事をすることが、脳をうまく働かせて仕事で成功するための王道です。酒におぼれたり、遊びにうつつをぬかしたりしていては、「体」が整いません。精神力や要領のよさで仕事を進めようとしても、戦う以前の問題で落伍してしまいます。

じつは生活に組み込むと脳にいい習慣が5つあります。それは、昔から体にいいといわれている食品、飲料、瞑想、運動、人間学です。

食品はニンニクから抽出したアホエン、飲料はハーブティーやコーヒー。瞑想では目をつぶって呼吸に集中すること、運動では歩いたりジョギングしたり体幹を鍛える武道をやること。これらが脳を活性化すると、脳科学において徐々に証明されてきました。

これらの習慣は、人間脳を働かせて動物脳をうまくコントロールするのに大きな助けになるでしょう。そうすれば、ストレスを乗り越えていけます。ぜひ、これら5つのものを試して、自分に合ったものをできるだけたくさん習慣化してみてください。仕事を進める上できっと大きなプラスになります。（参考／篠浦伸禎『脳にいい5つの習慣』マキノ出版、『脳は論語が好きだった』致知出版、『ボケない生き方』ディスカヴァー・トゥエンティワン）

check 1

〈日常のチェック項目〉

□仕事での体調をよくするため、日常生活（睡眠、食事）に気をつけているか。
□仕事にプラスになる習慣（食品、飲料、瞑想、運動）をもっているか。
□人間の生き方（人間学）に関する本を読んでいるか。

自我を強くする〈キーワードは「自立」〉

ステージ2では脳タイプ別にアイデンティティーを伸ばす方法を紹介しました。レベルアップすると、脳を鍛える〈基礎編〉の最終ステップである「拡散と統合」がしやすくなり、様々なストレスを乗り越えていけるようになります。

そのアイデンティティーの司令塔にあたるのが自我です。自我が動物脳に振り回されることなく、人間脳を冷静に使えるようになると、仕事でどんなストレスを受けても不屈でいられます。

自我を強くするキーワードは「自立」と「志」「信念」「情熱」「感謝」です。このうち「自立」はすべての人に共通し、他は4つの脳タイプそれぞれに対応します。これら5つのキーワードは互いに密接な関係にあり、脳と仕事のレベルを向上させる強力な武器となります。くわしくはこれから説明していきます。

そもそも仕事をするのは自分や家族が食べていくためです。つまり、仕事の目的のひとつは動物脳を満たすことです。仕事をする推進力となる動物脳を人間脳がコントロールする。このような脳のいい使い方をするために、めざすべきが「自立」です。

動物脳は依存心が強く、楽をしておいしい思いをしようとします。そんな悪弊を根本から断ち切るのが「自立心」です。それをもてば甘えが消え、人間脳にコントロールされた健全な動物脳になります。子供が大人になるわけです。

仕事では、たとえ不況になりリストラにあっても、理不尽な上司と対立して会社を辞めさせられても、「自立」できる自信をつけておくことが大切です。「自立」した人の脳は、自我が強く、どんな境遇でも不屈です。本当に強い自我を持つ人は、一見おとなしそうですが、ストレスを粘り強く冷静に解決していけます。ストレスをチャンスととらえるくらい頼もしい自我をもっています。

「自立」をめざすことは、企業に属する人間にとっては厳しい道でしょう。しかし、そのような人間が多くいることが、企業が繁栄するための条件になります。

本田宗一郎は、つねに社員たちに「自分が幸福になるように働け、会社のためでなく、自分のために働け」といい続けたそうです。その精神は「ホンダのために働くという考え方はホンダウェイに反する。会社に何を与えられるかを考え、自分のために働け」という言葉で残されています。

「自立」するには、脳全体を必死で使う必要があります。毎日の仕事を上司にいわれたとおりにやるのではなく、目的を明確にして、自分なりの工夫を加え、自分の力で最後まで完結させる。これが基本的な「自立」の方法です。自分で考えることによって技術が磨かれ、その技術はどこにいっても通用するようになります。

「自立心」をもてば、行き詰った状況を打開して、未知の荒野を開拓できるようになります。状況が困難なほど動物脳が活性化されるので、それをコントロールするために人間脳がフル回転し、動物脳と人間脳が連携して力強く目標に向かうことができます。つまり、厳しい状況であるほど、脳にとってはチャンスなのです。厳しい状況で逃げるか、思い切って「自立」に向かうか。それが人生の分岐点になります。

本当の意味で「自立」すると、どこに行こうと、どのような世の中になろうと、自活していける自信がつきます。他人に左右されることはなくなり、生きていくことに対する不安が小さくなります。他人や組織に依存しているからこそ、小さなストレスを大きなストレスとして感じてしまうのです。

「自立」は効率が悪いと考える方もいるでしょう。確かに、生きていくためにすべてを自給自足するくらい、能率の悪い話はありません。

しかし、組織に依存していても、自分の仕事の持ち場においては「自立」することが大事です。それを「自分の与えられた役割を果たす」といいます。周囲の人の意見に振り回されたり、過去の固定観念にしばられたりせずに、現実を直視して、自分の頭で考え、判断し、行動するのです。それはどのような立場にいてもどのような部署にいても可能で、そのような脳の使い方をめざせば、仕事はもっと面白くなると私は考えています。

はじめに書いた、いろは丸事件における坂本竜馬の話をもう一度とりあげます。

竜馬はおそらく右脳2次元タイプで、感謝の心をもった可愛げのある性格なため、相手と深い人間関係を築くのが得意でした。そんなアイデンティティーが事件を解決する要因になったはずです。彼のためであれば損得抜きで一肌脱ぐ人がたくさんいたからこそ、紀州藩をおちょくる歌をはやらせることができたのでしょう。後藤象二郎が身分の違いにとらわれず、国際法を前面に押し立て賠償金獲得に協力してくれたのも同様です。

ここで、何の権力もない海援隊という脱藩浪人の集団に「自立心」があったことは見逃せません。事件を自分たちの才覚と行動力で解決しようという強烈な想いが、大きな力となっていたはずです。

check 2

〈日常のチェック項目〉

□仕事における役割を果たすために、自分の持ち場で自立しているか。

□いつ辞めさせられても大丈夫なくらいの実力を備えつつあるか。
□過去の悔しい思いを心の底にもち、動物脳と人間脳が同じ方向を向いているか。

左脳3次元タイプの自我を強くする〈キーワードは「志」〉

左脳3次元のレベルを上げる推進力となる、自我のキーワードは「志」です。

以前、城山三郎原作の『官僚たちの夏』というテレビドラマで、興味深い話が取り上げられていました。50年ほど前の話です。通産省の官僚である主人公が「将来、米国の道路を日本車が走るのが夢だ」と話すと、周囲の人が「そんなことはありえない」と一笑にふしたのです。その当時は敗戦直後でもあり、とても米国にはかなわないという雰囲気だったろうと思います。

しかし、いまやトヨタやホンダは世界で認められる自動車メーカーになり、米国のフリーウェイを日本車が走るのはあたりまえになりました。

車が普及すると、足腰の弱いお年寄りが病院に通ったり旅行したりできるようになります。自動車産業は裾野が広く、多くの人が職を得ることができます。50年前はとうてい不可能と思われた夢が、多くの人の共感を得て、壮大な「志」になり、長年の努力により実現したわけです。

「志」は「夢」とは違う面があります。「世界一のお金持ちになりたい」というのは「夢」といっていいでしょうが、「志」とはいいません。「志」には、人の役に立つという「公」の要素があります。自分が痛い目にあって誰かに助けてもらったという体験が、「公」の方向に向かわせる強い原動力になります。

この主人公の「志」は、年月を経て実現しました。「志」をもつことは、仕事に意味をもたせ、仕事を持続する力になります。それは、周囲ではなく自分の脳が主体となるための行為で、アイデンティティーを伸ばしながら脳全体をバランスのとれたところへもっていくために非常に有効に働きます。

「志」をもつことは、ストレスで拡散した脳を統合する一番の薬となります。ストレスで活気をなくしている現代人に、ぜひともおすすめしたい良薬です。

ストレスに打ち勝ち、何かを起こそうという活力がもてる。すると、ピンチがチャンスに変わります。それがじつは自律神経失調などの病気を抜本的に解決する方法だろうと、私は考えています。

江戸時代に熟成した武士道は、「志」を持つことだけを重んじていたそうです。幕末の若い侍が己の命を「志」にかけたため、他の革命に比べれば流血の少ない明治維新をなしとげられ、日本は列強の植民地とならずに済んだと考えられるでしょう。

「志」は彼らの専売特許ではありません。それがなければ、我々のような平凡な人間であっても、この厳しい現代社会で人生を全うすることは困難になってきています。特に左脳3次元タイプのように、本質を追究して質を上げようとする人には、「志」は生きるための必須アイテムなのです。

check
3

〈左脳3次元タイプの日常のチェック項目〉

□公の志を心の底にもっているか。
□志を共有する仲間が一人でもいるか。
□それを実現するための人生設計図をもっているか。

左脳2次元タイプの自我を強くする〈キーワードは「信念」〉

左脳2次元タイプにおける自我を強くするキーワードは「信念」です。

脳にとって「信念」は「志」に比べ、より根源的なものだと、私は考えています。

ガンジーがインド独立の「志」をもったのも、リンカーンが奴隷解放の「志」をもったのも、若いころから、人は人種にかかわらず皆平等であるべきだという「信念」があったからでしょう。

教育によって幼いころからしみこんだ「信念」が、様々なつらい経験を経て、人生の目標である

「志」に昇華していったと思われます。

「信念」は父親の厳しさと似ているところがあります。

不祥事で揺れた相撲界でこんな話がありました。夏の巡業で横綱の白鵬が、不祥事にかかわった力士を土俵にあげては、厳しく稽古をつけました。今までにない厳しい稽古にもかかわらず、その力士は横綱の愛情を感じたといいます。力士である以上は、結局は厳しい稽古をして強くなるしか生きていく道はないのです。そこから逃げたら、力士をやめるしかありません。それは、白鵬がもっている「信念」といっていいでしょう。

「信念」は、片言隻句で語れるものです。短い分だけ行動に移しやすく、自分の命より大切に思うこともあります。そのため「信念」の人は厳しい面をもっており、極端に偏ると原理主義になります。左脳2次元は攻撃的な性格があり、それだけに、間違った方向に進むと、とんでもないことになります。

論語にも、君子は本当に正しいことにしかこだわらないという言葉があります。抱く「信念」は、世界中の誰がみても正しいものでなければならないのです。

では、「正しい信念」とは何でしょうか。それは、やはり「公」につながるものです。弱者への「仁」の心です。

司馬遼太郎の歴史小説における人物への評価が、話題になることがよくあります。彼は、同じ武士道を極めた人間でも、土方歳三は評価していますが、乃木希典は評価していません。その違いは、「信念」を遂行するための戦いに勝ったか負けたかによります。

土方は、負けそうな集団から逃げない義侠心をもち、新撰組を戦う集団にしました。一方、乃木は、旅順攻略の際に毎月同じ日に突進を繰り返し、敵に待ちかまえられて多くの犠牲を出しました。そのような指揮官のもとで太平洋戦争を戦った司馬遼太郎が、彼に辛い点をつけるのは当然でしょう。

しかし、乃木は現代ではありえないくらい無私の人でした。それゆえに、兵士が彼を心服して、多大の犠牲をしいられる消耗戦でも突撃したのだといわれています。

日本は日露戦争の後、強いと思ったとたんに軍が傲慢になり、結果として太平洋戦争に負けました。それは脳からみると、世界に誇る右脳2次元主体の武士道が、右脳3次元に変貌して脳の質が落ち、弱者への「仁」がなくなったためではないかと私は考えています。

check 4

〈左脳2次元タイプの日常のチェック項目〉

□誰がみても正しい「仁」の要素のある信念をもっているか。
□すべての人が反対しても動じないくらいの固い信念をもっているか。
□自分と信念が違う人を非難せず、自分の向上のみに努めているか。

右脳3次元タイプの自我を強くする〈キーワードは「情熱」〉

右脳3次元タイプにおける自我を強くするキーワードは「情熱」です。
松下幸之助が座右の銘としていたサミュエル・ウルマンの詩にこんな一節があります。

青春とは、人生の一時期のことではなく、心のあり方のことだ。
若くあるためには、創造力・強い意志・情熱・勇気が必要であり、
安易（やすき）に就こうとする心を叱咤する冒険への希求がなければならない。
人間は年齢（とし）を重ねた時老いるのではない。
理想をなくした時老いるのである。
歳月は人間の皮膚に皺を刻むが、情熱の消失は心に皺を作る。

「情熱」は、周囲の人への伝播力があります。私のみたところ、情熱的に感じられる脳外科医は、手術において空間を把握する能力が高い気がします。

「情熱」は右脳的な要素が強く、左脳的な理屈から生まれるものではありません。なぜならば、「情熱」が強い人は、短い時間に強いエネルギーを注ぎ込み、奇跡を起こす力がありますが、これは現実に対応する右脳の働きに他ならないからです。

ナポレオンも情熱的な人生を送りましたが、敵の一番弱いところに戦力を集中する戦略が彼に勝利をもたらしてきたことからして、右脳3次元タイプの空間を把握する能力が人並みはずれてすぐれていたと考えられます。このような人は、睡眠時間が短くても、高いテンションを保って

いられるようです。

歴史上〝風雲児〟と呼ばれた人には、情熱的な人が多いようですが、「情熱」を強くするポイントは、ストレスを受けるたびに悔しさをバネにすることです。「二度とあんな体験をしたくない」という強い気持ちが、人に持続的な「情熱」を与えます。

持続的に「情熱」をもてるかは、向かう先が「公」かどうかが鍵になります。「公」に向いた仕事であれば、多くの人から感謝され、「情熱」が長く続いていきます。

つらい思いをして、それをバネにして金持ちになりたいとか、人の上に立ちたいとか、動物脳まる出しの目標では、短期的にはニンジンをぶら下げられた馬のようにエネルギーが出ますが、脳全体を使っていないので、最後は競争に負けることになりがちです。

ただし、今自分が動物脳主体であるからといって、悲観する必要はありません。そういう人は強いエネルギーをもっていますから、少し視点を「公」よりに変えるだけで、「情熱」が大きなプラスになります。動物脳型の人は、本音で生きているだけに、挫折を契機に「公」に目を向けると、脳のレベルが上がり、最終的にいい仕事ができる可能性が高いのです。

check 4

〈左脳3次元タイプの日常のチェック項目〉

□仕事の中に、食事を忘れてやるくらい情熱をもてるものがあるか。
□情熱を燃やす仕事の中に、公の要素があるか。
□周囲の人を巻き込むくらいの強烈な情熱があるか。

右脳2次元タイプの自我を強くする〈キーワードは「感謝」〉

右脳2次元タイプにおける自我を強くするキーワードは「感謝」です。

何度も述べていますが、右脳は調子がよくなるとおかしくなります。「地獄に仏」というように、弱りきっているときに救いの手を伸ばしてもらうと自然に「感謝」の気持ちがわきますが、調子がよくなるとそういう気持ちはわきにくいものです。長年苦労してきた人でないと、常に人に「感謝」し続けるのは難しいかもしれません。

私は、右脳2次元の領域には宗教的な感覚が入っていると考えています。実際、この部分から興奮が広がるてんかん発作で、神々しい気分になったり、光が見えたりすることが報告されています。宗教の大きな役割は、死への恐怖をコントロールすることでしょう。

右脳2次元には、もともと死の恐怖に対抗するための感情、つまり「喜び」とか「愛」とか「思いやり」とか、プラスに働く感情が備わっているのではないかとも思われます。宗教は、祈りや歌やお経や美しい像や建物を通じて、「感謝」したり美しさに「喜び」を感じたりする脳の部分を活性化しているようです。

ある主婦の方からこんな話を聞きました。「東日本大震災のニュースを見ていて涙が止まらなかったが、そのうち、いままで夫に不満をもっていた気持ちが変化し、夫と一緒に生きていくことに感謝できるようになりました」。

死や悲劇に遭遇すると、誰かと同じ時間を共有するだけで「感謝」できるのです。死を強く意識することが右脳を活性化したといっていいかもしれません。

何にでも「感謝」することは、昔から日本人の持っている美徳です。自然に恵まれ、自然とともに生きてきた日本人が、地震や台風のような自然の脅威を体験するたびに、気持ちがリセットされるのだと思えます。

このように、すべてに「感謝」することは、右脳2次元の使い方をレベルアップする鍵になります。ストレスがあると現実から逃げ出したくなる右脳が、「感謝」することで、いい面に集中し、元気を取り戻します。右脳が元気であればこそ、幸せな気持ちで脳を向上させていけます。右脳は現実に対応する脳ですから、瞬間瞬間に足るを知って「感謝」していると元気が出ます。

米国で、収入と幸せの関係をみた調査がありました。おもしろいことに、収入が中間くらいの人たちが、幸せを感じる度合いが一番高いという結果が出ました。幸福かどうかは、心の満足が大きく作用します。収入が生きていけるくらいはあるが、あまり多くないと、周囲を大切にすることにつながります。

収入が多くなるほど、まわりへの「感謝」が薄れ、傲慢になったり欲深くなったりするのは、右脳の悪い癖です。「実るほど頭を垂れる稲穂かな」という諺のとおり、かけだしのころは生意気でも、地位が上がり人を使うようになれば、「感謝」がもっとも重要なことになるでしょう。

check 6

〈右脳2次元タイプの日常のチェック項目〉

□常に笑顔で感謝するように心がけているか。
□苦しいときにお世話になった人を、終生感謝して大切にしているか。
□人に感謝される仕事をしているか。

日本人の自我を強くする〈キーワードは「武士道」〉

これまで、自我を強くする5つのキーワードをあげてきましたが、もうひとつ「武士道」を加えたいと思います。

私は、自然の豊かな日本列島で長い歴史の中で熟成した、日本人にあった脳の使い方があると感じています。それは「志」「感謝」「自立」を重んじるものです。それらを同時にめざす生き方をひとことでいうと「武士道」になるでしょう。そして、その3つをものすごいレベルの高さで同時に重んじていたのが、幕末の侍です。

ものすごいレベルというのは、命をかけているという意味です。彼らは、文字通り命がけの覚悟で、外国の侵略から日本を守る「志」をなしとげようとしました。その根底には、自然が豊かで人々の結びつきが強い日本への「感謝」の気持ちがあったと思います。

江戸城の無血開城に至るまでの西郷隆盛と山岡鉄舟、勝海舟のやりとりは、人物との出会いに感謝し、人物を重んじる武士道があってこその、世界史で見ても奇跡的な出来事といえます。そして、坂本龍馬らが、命の危険に満ちた京都に潜伏して大政奉還を成し遂げたのは、自分の身は自分の剣で守るという、究極の「自立」ができていたからでしょう。

侍の日常は、四書五経のいわゆる人間学に関する学問をしたり、瞑想をしたり、武道の鍛錬をしたりという生活でした。それは自我を強くするのに最適な方法です。自我が弱くてストレスですぐパニックになるようでは、戦場で使いものにならないので、当然ともいえます。

「武士道」は、強くなっても、自分から攻撃をして侵略するものではなく、攻撃を受けて初めて敵を凌駕する力を発揮する、基本的に受身のものでした。平和を維持するために力が必要であるという発想があったからです。

これは、我々のたずさわる医療でも同じです。「鬼手仏心」という言葉がありますが、痛い思いをさせたくないので、できるだけ人の体にメスは入れないが、いざとなれば高い技術で手術できるように日ごろから鍛錬を怠らないという意味です。

脳は、様々な機能があり、複雑なものです。その脳をどのように統合するかを学ぶには、すぐれた先人の生き方を知り、投影して自分の生き方を向上させるしかないと私は考えています。

特に、明治維新から日露戦争に至るまでの多くの偉人達は、本当にたくさんのことを教えてくれます。彼らの「武士道」にもとづいた、横や後ろをみず、前だけをみつめて坂を上がっていく生き方に、百分の一、いや千分の一でもいいから近づくことが、この衰退しつつある日本を再生する唯一の道ではないでしょうか。

そんな生き方こそが、幾多のストレスにめげることなく、逆に自我を強くしていきます。そして、幸せに仕事人生を全うする本質的な解決法になるはずです。

medical + column

脳外科医とアイデンティティー

脳外科にもいろいろな脳タイプの医師がいます。手術のたびにレベルアップしようとする人は左タイプで、手術法を言葉で書きとめて質を上げようとしています。

一方、できるだけ数多くの手術をやることにこだわる人は右タイプで、体を動かすのが好きでエネルギッシュに一日を送ろうとします。

アイデンティティーが左脳3次元の医師は、病気を治すことを医療の本質ととらえ、民間療法を含めてあらゆる治療法を研究し、その中でベストの治療法を探し続けます。「患者さんをよくする」という自分の理想を中心にして、あらゆる情報を集めようとするのです。

左脳2次元であれば、あるひとつの手術法、たとえば覚醒下手術の質をとことん追求し、論文を書いたり、その分野で第一人者になろうとしたりします。

右脳3次元は、手術をする際に空間全体を把握する力がすぐれており、どこに腫瘍や動脈瘤、大事な神経があるかが、術野をみるだけで瞬時に把握するような能力があります。通常テンションが高く、広くて浅い人脈をもっています。

右脳2次元は、一緒に働く人たちと強い絆をもち、気持ちよく手術をしようとします。自分の属する小さな集団の仲間との人間関係が、何よりも大事なのです。

chapter
4

実例に学ぶ

コンサルタントの脳評価

この章では、仕事と脳の関係がわかる具体例を紹介します。例から、今まで述べてきた脳の鍛え方がいかに有用であるかもおわかりいただけると思います。

最初に紹介するのは人材アセスメント、つまり、人を選ぶことを専門とした会社の方法論です。

企業は、いうまでもなく人の集団です。いい人材を獲得できるかどうかが、盛衰を左右するともいえるでしょう。特に中小企業は、一人ひとりにかかる比重が大きいだけに、就職試験でどのような人を選ぶかには、相当神経を使っています。

そこで活用されているのが人材アセスメント企業です。ある企業を見学したところ、脳の使い方からみて納得できる合理的な方法で人を選んでいました。

人材アセスメントにおいて評価されるのは「汎用能力」です。彼らの定義では、汎用能力とは、仕事で発揮される脳と心の能力をいい、それを科学的に解析しています。

まず、汎用能力を、「質的生産性」の創出に必要な能力群と「量的生産性」の確保に必要な能力群に分け、特に強い企業をつくる際には前者を重視しています。

質的生産性を創出する能力は、以下の４つの能力から成ります。

●概念化能力　ゼロから何かを生む思考力。ひとことでいえば、問題の本質を多くの情報から追究し、解決法をみつけ出す能力です。これは、左脳３次元にあたります。

●成果管理能力　組織のために生産性を確保する意識。リスクから逃げることなく、己が主体となり、社会貢献などの倫理意識をもって、質の高い仕事をまわりの協力を得ながら行う能力です。本質を実行に移す能力で、右脳２次元、右脳３次元にあたります。「仁」をもとにした深い人間関係と、情熱に支えられた高い集中力が必要です。

●内部強化能力　概念化、成果管理を行うためのモチベーション。社会や他者に貢献するという信念をもって、自ら問題に取り組む能力で、「公」をめざす左脳２次元にあたります。

●外部受容能力　概念化、成果管理のために必要な情報を収集する意識と能力。多くの情報を正確に得る能力で、右脳２次元と右脳３次元の受動にあたります。情報収集には、損得を超えた密接な人間関係をつくり出す、右脳２次元の能力が必要です。多くの情報という意味では、広い人脈から情報を受ける右脳3次元の能力も必要でしょう。

つまり、人材アセスメントで重視される4つの能力は、左脳・右脳の2次元・3次元が高いレベルにある脳の使い方に相当するものなのです。

量的生産性の確保に必要な能力「業務対応能力群」は、以下の3つの能力に分かれます。これらは、1次元ともいうべき脳の使い方にあたり、かけだしのころから基本的な能力として身に着けておくべきものです。

●**基本素養** 適応、表現、持続、強靭性、役割遂行に分けられ、脳からみると、仕事を行うための強い自我と関係する基本的な能力にあたります。

●**情報処理** 情報を整理運用する能力で、脳からみると、仕事を行うための基本的な受動にあたります。

●**業務推進** 周囲を巻き込みながら実行する能力で、脳からみると、仕事を行うための基本的な能動にあたります。

受験者を評価するには、ビジネスケーススタディーに取り組んでもらい、それぞれの能力を行動心理学にもとづき採点します。私が見学したのは、以下のようなものでした。

まず、会社で起きた問題をどのように解決するかという問題を2問出し、それを6〜7名の受験者に全員で討議してもらいます。唯一の正解はない問題なので、それぞれの受験者が問題に取り組む姿勢や発言内容を試験官が観察し、すべての能力を5段階で評価します。5点が最高点です。

試験官の前で討論をするため、プレッシャーを感じながらどの程度能力を発揮できるかが評価のポイントになります。試験官は、受験者の発言内容のみならず、細かな表情の変化や態度からも能力を読みとる必要があり、経験と技量が求められます。

私は、この評価法にはすぐれた点が2つあると感じました。

ひとつは、現場での言動を評価しながら、レベルの高い脳の使い方をチェックしていることです。つまり、ひとつでもレベルの高い脳の使い方をしていると、それがわかります。

私が見学した受験者のうち19名は、残念ながら評価がすべて1点でしたが、1名は成果管理能力が2点でした。成果管理能力は右脳にあたると述べましたが、驚いたことに彼は剣道3段だったのです。剣道は空間の能力が鍛えられる武道であり、右脳を一番使っていると思われますが、それが彼の仕事上の優れた能力に結びついたのでしょう。幕末の志士は剣の強さが決断力や実行力に結びついたという話と同様、脳の使い方からなぜそうなるかが説明できるわけです。

もうひとつすぐれた点は、ストレスを与えられた中での能力をみていることです。仕事はストレスをどう扱うかが大きな課題になります。それを人工的につくり出すことにより、通常、年単位で評価する仕事の能力が、たった1時間である程度予測できます。これは革命的といえるでしょう。

ただ、私が疑問に感じたのは、右脳2次元がすぐれた、たとえば西郷隆盛みたいなタイプの能力は評価できるのかということでした。彼は議論をしても、おそらく無表情でほとんど言葉を発しないでしょうが、寡黙でも感情は豊かで、人を動かす力をもっています。

しかし、それに関しては次の段階で評価するそうです。たとえば、リストラをするために一対一で部下を説得するといった、きわめて難しい場面を人工的につくり、そのやり方をみるのです。この方法であれば、点数では評価できない感情もチェックできます。

正解のない難しい問題を解かせれば、自我の強さもわかります。従来の面接やペーパーテストといった、脳のほんの一部を評価するようなやり方とは違い、仕事に役立つ脳の使い方を相対的に評価できる試験法といえるでしょう。

この評価法は、仕事における脳の使い方だけでなく、若者の脳の使い方の評価にも役立ちます。私の印象では、今の若者はいい人が多いのですが、脳を使うという意味では残念ながら評価が低くなります。それは、脳を使う必要がないほど平和な時代が続いたためと思われますが、人間の脳は仕事を始めてから鍛えられます。これからの時代を背負う若者の能力向上を手助けするために、このような評価法を就職後のトレーニングにも使うとよいのではないかと感じました。そうすれば、脳を向上させるツールになるはずです。

なお、この原稿を書くにあたり、協力していただいた日本経営教育研究所の井上健一郎さん、概念化能力開発研究所の奥山典昭さんに感謝いたします。

成長企業の社長の精神

次に紹介するのは、不況でも伸び続ける企業の社長の脳の使い方です。サンワの山川和邦社長の例を紹介します。

人の脳は、就職前は原石のようなもので、仕事が脳を磨いていくことになります。企業が仕事をどのようにとらえているか、つまり、社長の仕事に対する考え方が、社員の脳の向上に大きくかかわっているともいえるでしょう。

本書は仕事における脳の使い方に話を絞っているので、サンワの業務内容に深くは触れませんが、ここはオーダーメードバッグや大会記念品等を扱っている会社です。約30年前に資本金100万円で創立し、現在では総資本2億円、従業員670名ほど。中国にもふたつ工場があり、業績を着実に伸ばしています。

経営理念は「当社は損得よりも先に善悪を考え、社会に貢献する企業となり永続的存続を目指します。」で、事業目的は「社会に役立つ製品やサービスを提供し、この世の発展と調和に貢献する。

全社員の生活の安定と人格の向上を目指す。」としています。そして〝サンワ三精神〟として「自立、独創、挑戦」を謳っています。

先日、山川社長にお話をうかがったところ、「最近は特に業績が急激に伸びており、今年の入社試験は約１００倍の競争率だった」とのことでした。

そもそも私がこの会社に興味をもったのは、社長の講演を聞いてからでした。経営理念は、仕事や人生の意味を理解した立派なものですが、それだけでは十分ではないとして、合理的なシステムを取り入れて、会社が確実に発展するように考えているそうです。

会社は、評論家や大学の先生ではとうてい経営できず、社長は実務家である必要があります。実務家は、脳のあらゆる部位を状況に応じて適切に使っており、そうでなければ、様々な問題には対応できません。

私のように、人をみたら脳をどのように使っているかと反射的に考える人間にとっては、企業の創業者ほど参考になる存在はありません。成功した創業者は、例外なく、複雑でなおかつ本質をみすえた脳の使い方をしています。

たとえば、今の日本では、尖閣諸島の問題以来、残念ながら「中国人は信用できない」という空気がありますが、社長は「日本人も中国人も同じだ」といいます。「人対人で腹を割って付き合うことで信頼関係を築くことは、日本人と変わりがない」とのことです。

中国人は個人主義的な傾向が強いので、個人個人で業績を競わせる会社が多いのですが、じつはそれでは仕事はうまくはいきません。個人で競うと、情報を教え合わないため、製品の質が落ちるのです。やはり、日本のようにチームをつくり、チームで競わせることで、人の間に協力関係が生まれ、製品の質が上がる。また、そのようにすると、より高い給料を求めて他の会社に移った人も、個人で業績だけを競わせるやり方がいやで、戻ってくることが多いそうです。

日本的な経営法はどの国でも通用する。つまり脳の機能に合ったやり方であると社長は考えています。チームで役割分担をした方が製品の質が上がるのは世界共通です。それをうまく実践すれば、どの国でも成功することになります。

目の前にニンジンをぶらさげて競わせると動物脳を刺激することになり、一時的には業績が上がります。しかし、人間脳を使っていないため、長い目でみれば、結局会社が傾くことになりがちです。

仕事を通じて「人格の向上」に中国でも取り組んでいることは、様々な軋轢のある日本と中国との間に真の友情をもたらすのに有効な方法だろうと私は考えています。社長の志の高さが、行き詰まった両国の関係を解決するヒントにもなるように感じます。

社長は月に一度、中国の工場にいくと、朝は工場の門のところに立って一人ひとりに声をかけ、荷物の積み下ろしも手伝うそうです。言葉は通じなくても、その姿勢は従業員との距離を縮め、人間対人間の信頼関係を築くのに役立っていることでしょう。

山川社長は、8年前から毎週メールで社員に語りかけています。平成22年6月19日のメールの一部を引用します。

「私は、人生と仕事は一対と言って良いと思うのです。充実した仕事が充実した人生を作ります。仕事から得た悟りは、人生への悟りに通じます。」

社長は若いころに「成功した人の9割は早起きだ」と聞いてから、毎朝4時に起きて仕事をしているそうです。人生とは仕事をすることだ、という信念を貫くことが、どんな不況にも屈しない会社をつくり上げる原動力になったのでしょう。

実際、会社の業績が伸び始めたのは、経営理念を定め、みんなで唱和しだしてからだということです。なお、経営の数値目標も同時に唱和し、右脳だけでなく、左脳も鍛えているようです。

私が一番気になったのは、なぜ山川社長はこのような厳しい競争社会で、高い理念を掲げたのかということでした。社長は戦後の教育を受けており、理念を教わる機会はほとんどなかったはずです。

疑問をぶつけたところ、「私は若いころから、人間はなぜ生きているのかということに興味があって、様々な本を読んだ。もしかしたら、そうなった原体験は、幼いころ、海でおぼれそうになったことと関係しているかもしれない」というお話でした。

若いころに死を身近に感じて、高校時代から哲学書や歴史書を読み、よりよく生きることを考え続けたと思われます。最初の仕事はバーの経営だったそうですが、ある日、そのバーで飲みすぎたために仕事を休んだという話をお客さんから聞き、「この仕事は人の役に立っているのか」と疑問を抱き、すぐに店をたたんだとのことでした。

若いころから、潜在意識の中に、人の役に立つ仕事をしたいという気持ちがあったのでしょう。脳というのは、死を意識することで、よりよく生きようとする志に結びつく実例だと私は感じま

した。（参考／山川和邦『今週の社長からの一言　第五巻』サンワ）

脳外科医の脳の使い方

あらためて私の仕事についてもお話します。

私は、脳外科医を約30年やってきました。現在勤めている都立駒込病院に来て12年になりますが、この間に脳外科の技術は大きく進歩したと感じています。原動力となっているのは、患者さんの症状を手術後に悪くしたくないという「志」です。

だからこそ積極的に新しい技術の導入をしてきました。その最たるものが覚醒下手術で、これを導入し、改善を重ねてきたことで、当院の手術の質は大きく変わりました。端的にいえば、形態温存の手術から、機能温存の手術に変わったということです。

覚醒下手術をして最初に感じたのは、これで患者さんの症状を手術で悪化させる危険はほとんどどなくなるだろうな、ということでした。症状が悪くなった瞬間に手術をやめれば、大抵は1週間程度で症状が回復します。

従来の全身麻酔の手術では、症状を手術中にチェックできないため、元に戻らないくらい悪化させてしまうことが起こっていたわけです。いくら脳をきれいに残しても、症状が悪くなってしまうことも経験しました。しかも原因がわからないこともあります。このような経験は、しばしば脳外科医を鈍感にさせます。症状が悪くなっているのに、それを認めなかったり、手術というのはそういうものだとあきらめたりするようになるわけです。

しかし、覚醒下手術では症状の悪化に敏感になります。それだけしんどい手術になるともいえるでしょう。

我々の病院の覚醒下手術は、チームで行います。術者は、コンピューターを使った手術場所の情報や、神経症状の変化、脳腫瘍に関する病理検査などを含めた情報を時々刻々確認しつつ、スタッフと議論しながら、手術を行います。多くの情報を活用して、術者自身も脳を使っているわけです。情報が豊富だからこそ、症状の変化がすぐわかり、手術をやめるべきか続行すべきか迷うことが多々あります。

これが全身麻酔だと、腫瘍や脳の形態に気をつけるだけの手術なので、気分的には楽に進められます。しかし、手術が終わった後は逆になります。全身麻酔の手術には症状が悪化したのではないかという不安がつきまといますが、覚醒下手術ではそういうことはありません。覚醒下手術は、先憂後楽の手術といってもいいでしょう。

覚醒下手術はたくさんの人間がかかわるため、病院の利益向上にはつながりません。病院の収支決算に関していうと、少ない人数で手術を数多くこなすことが、利益につながります。特に、手術件数を週刊誌等が喧伝するようになってから、脳外科の世界では手術件数を増やそうとする傾向が強くなったように思います。

しかし、我々は数を増やすことよりも、質を上げることが重要だと考えています。なぜなら、医療とは資本主義だけで運営すべきものではないからです。命にかかわる仕事である以上、できるだけ手術の質を上げることが、患者さんの幸せに直結すると信じるからです。その「志」を貫いてきたため、最近の手術の結果は、以前とは比較にならないくらい向上したと自負しています。

患者さんの症状を悪くしたくないという「仁」の志で始めた覚醒下手術は、紆余曲折を経て、現在では胸をはって提案できるものになりました。このことは、患者さんのみでなく、仕事をしている我々の幸せにも直結していると感じています。手術で患者さんの脳の機能を温存するのと、手術で我々が脳を使うのは、実は表裏一体の関係なのです。

カウンセラーの「気づき講座」

最後に、ストレスをきっかけに自我を強くした、精神疾患の治療例を紹介します。

すでに述べましたが、自我を強くする習慣のひとつに瞑想があります。その瞑想を治療の中心にすえてカウンセリングを行い、うつ病などの治療で成果をあげてこられた本田ゆみ先生を中心に、我々はＮＰＯ法人「脳を活性化する会」を立ち上げました。（２０１１年８月２日認可）

これは、「できるだけ薬を使わず、人が人を治す」ことを基本方針に、自我を強くすることを目標とした組織です。具体的にどういう治療をやっているかを紹介しましょう。

まず、本田先生がご自身のカウンセラーとしての経験から「気づき講座」をあみだしました。これは日本流にアレンジした認知行動療法といってもいい、現場から生まれた治療法で、以下の3段階で治療を行います。

説明は、本田先生の言葉を引用させていただきます。

①自我観察

「私が感じることや、認識していること＝自我」です。自我が脳のどの部位にあるかが脳科学でもわかってきました。この自我の存在を意識して生活しないと、感情に振り回され、心の自由を失っていきます。自我を意識する一番簡単な方法が「自我観察」です。

自我観察は決して難しい話ではありません。たとえば話しかけても相手から返事がないとどんな思考がわき、どんな感情を抱きますか？「何を考えている？体の調子が悪い？無視？嫌われている？信頼されていない？どうせ理解されないと思われている？」という思考がわきます。

これによって不安、心配、怒り、寂しさ、恐れ、苦しみという感情を抱きます。これらを無視、否定せず、注意深く意識して観察します。不安を拭わず、寂しさを拒否せず、怒りに罪悪感をもちません。分析、善悪、判断することは手放してください。根本的な感情に気づき「不安が在る」

とか「寂しさが在る」や「怒りが在る」など、心の中で3回繰り返しつぶやきます。つぶやくことで感情そのものを認識します。

自我観察とは、このようにきわめて簡単にできる方法です。つまり、自分の感情や認識に巻き込まれずに、その状態を観察してつぶやくことで、感情や認識を一歩ひいて、冷静にみられるようになる行為です。このような自我観察を続けるだけで、感情に振り回されたり、無駄な思考の堂々巡りをしたりせずにすむので、とても日常生活や人間関係が楽になります。講座では、この自我観察を3カ月間続け、毎日結果をノートに書きます。

②因果の法則

人生に起こっていることは、必ず原因と結果があります。そして、これが西洋とは違う東洋哲学からくる考え方ですが、自分の人生では、どのような場面でも、原因を選択しているのは、他の人ではなく、「自分」なのだと考えます。自分の人生は、人のせいではなく、自己責任しかないと思うのです。

日本人は、欧米のような絶対的な価値観や神というよりは、人間関係を中心に生きています。人間関係が、日本人の大きなストレスの元です。それを軽減するには、他人を恨んだり、他人に期待したりするよりも、すべて自分の選択、自分の責任と考えることです。そうすると、最初はしんどいかもしれませんが、長い目でみると、自分が進歩し、他人との関係がよくなり、むしろストレスが軽減します。つまり、右脳2次元的な日本人は、狭い人間関係が中心ですから、それを一番いいかたちに持っていくための、極めつけの考え方なのです。

しかし、結果が思わしくないとき、自分が選択を失敗した、と落ち込むことが多いのではないかという危惧があるかと思います。そのときは、先ほどの自我観察のように、原因と結果を冷静に観察します。その選択は間違いと思わずに、結果を観て、原因を観る、その因果関係に気づくだけで十分なのです。

そして、思わしくないことに関して、人、物ごと、環境を変えようとするのではなく、自分が変わる選択をします。どのように変わるかに関しては、いままで生きてきた先人の智慧を使います。別の言い方をすると、人間学（東洋哲学をもとにした人間いかに生きるかの学問）をもとに考えます。では、人間学とは何かということですが、それは論語に書かれている仁義礼智信のような、どの時代でもどの国でも通用する考え方をもとにすればいいのです。

たとえば、因果の法則によると、「人の成功に嫉妬し、憎しみや恨みをもつという原因をつくったら、自分自身が破綻するという結果が起きる」ということが、人間学からわかります。そのような結果を招かないようにするには、自分が変わるしかありません。人の幸せを「よかったね」といえる方向へと自分を変えるのです。

③志

自我観察を続けることにより、通常無意識に生活しているほとんどの感情や認識を意識できるようになります。因果の法則を知り、自分が変わることを選択することにより、本当のところ自分はどうしたいのか、つまり自分の志を明確にすることができます。

以上が本田先生による説明です。

これらのステップと瞑想を併用することにより、うつ病やパニック障害のような様々な精神疾患が改善していきます。それは、なぜでしょうか。私はこう考えています。

まず、動物脳は常に外の世界が主役です。いつも、おいしいものがないか、いい異性はいないかと考えている動物脳は、外の世界しかみていません。そのため、何も考えずに動物脳ばかり使っていると、外の世界に反応するだけの脳になっていくのです。

そうすると、ストレスに冷静に対応できる強い自我をもつことはできません。ストレスに振り回されて、自我がだんだん弱っていき、動物脳も弱っていきます。外の世界の強敵からは逃げようとするのが動物脳の反応ですから、自然な反応として、破滅の方向へ、極端な場合は死へと向かうのです。

つまり、動物脳が主役のまま生きていくと、自我が弱っていき、動物脳も元気をなくし、脳が破滅の方向へ向かいます。その結果、様々な脳の疾患が発症します。

では、瞑想や自我観察や因果の法則や志は、なぜ有効な治療となるのでしょうか。私は、これらに共通しているのは、人間脳が動物脳をコントロールする正常なかたちにすることにより、まず自我がより強くなり、それが動物脳を元気にし、さらに自我が強くなるという好循環になることだと考えています。

すでに述べたように、瞑想をすることにより、動物脳がコントロールできるようになります。自我観察も同様です。自我を観察して文字に書くということは、人間脳を使って動物脳を観察していることになります。そうすると、動物脳に振り回されなくなり、少しずつ冷静になり、自我が強くなるのです。

因果の法則も同様です。原因と結果を、感情を交えずに冷静に観察し、そこに先人の智慧、人間学の法則をあてはめることは、人間脳が主役で、動物脳を冷静にコントロールすることにつながります。都合の悪いことをすべて人のせいにするのは、外ばかり見ている動物脳の特徴です。周囲に依存して、自分は努力して向上しようとせず、楽な方向に流れているわけです。すべての因果が自分から発していると考えるのは、動物脳の甘えを断ち切り、人間脳が動物脳の上に立って自我を強くしようとする意思の表れです。そして、これもすでに述べたように、志が自我を強くします。

本田先生の「気づき講座」は、自我の弱っている段階に応じて、「自己観察→因果の法則→志」と自我を強化する治療を進めています。この流れに、精神疾患の有効な治療法になっている秘密がある、と私は感じています。

本田先生が行ってきた治療の中から、具体例をひとつ簡単に紹介します。

相談者は55歳女性、中学教師。同僚との価値観の違いなどから、職場で疎外感を感じるようになり、自分は「いじめられているの？」と思い始めて、学校に行くのが憂鬱に。最終的に精神科で鬱病と診断され、本田先生のところへ相談に来たそうです。

治療は「カウンセリング数回→気づき講座→瞑想講座」という流れで行われました。カウンセリングでは自我が弱い印象。まず、自我観察では「辛い」ではなく「辛さがそこに存在している」といった感情だけを観ることができるようにし、気づき講座では、相手に思いやりと愛情もって人間関係を構築できるように。

結果、相談者は自分に正直になっただけで周囲の言動が変わることに驚き、以前はいつも人のせいにして、勝手に落ち込み、惨めな気持ちになっていたものが、すべてのことに感謝できるように。若い生徒が自分との出会いによって人生の志や人間学を学んでいくことが、相談者にとっての志に。そして、瞑想講座で、強固で揺らぎない柔軟な自分になり、いつも心が穏やかで、安心感のある幸せを感じるようになったそうです。

このかたは、ずっと自我の弱い状態で人生を送ってきたようです。そのため、まず自我を強くしようと、本田先生は自我観察から治療を始められたのでしょう。そこから人間学、志という段階までいけたのは、相談者が人生をまじめに生きてきたためと考えられます。

日本人には、右脳２次元の受動が主体で、周囲に気をつかって生きてきたため、自我が弱いままの人が多くいます。このような人は、周囲の人から受けるストレスによって、うつになりやすい反面、周囲の人に感謝しチームプレーができるという日本人の美徳をもっています。たとえ、右脳が受動的であっても、この特性を保ったままで、強くて柔軟な自我を鍛えれば、極めて魅力的な人間になると私は考えています。

本田先生の治療においても、この本で繰り返し述べてきた自立や志がキーワードとなり、患者さんの自我を強くする成果につなげられていることを理解していただけたのではないかと思います。

なお、気づき講座、瞑想の詳しい内容は、NPO法人「脳を活性化する会」にお問い合わせください。

「脳を活性化する会」　〒107-0062　東京都港区南青山6-1-32　南青ハイツ113
Tel：03-6427-6909　Fax：03-6427-6929
Mail：room113room@gmail.com

test

脳のタイプ別テスト

本書を読んでくださったかたに向けて、自分の脳の使い方がチェックできる「脳のタイプ別テスト」を用意しています。

これは、世界における脳科学の研究結果、私の臨床経験、人間学等を総合し、クオリティ・オブ・ライフ創造支援研究所の皆木孝英さんにご協力いただいて作成した、オリジナルのテストです。

この脳テストは、私が行う企業向けの講義や、私が理事を務めるNPO「脳を活性化する会」のカウンセリングでも使っており、参加者に好評をいただいています。好評をいただいているというのは、テストを受けた本人やまわりの人が、結果がすごくあたっていると感じる、という意味です。

あたる理由は、このテストは過去の様々な心理テストとは違い、脳科学にもとづき、脳を領域別の機能に即してタイプ分けしているからでしょう。私は、ふだんからよく使っている脳の領域が、その人の考え方や行動パターンをほぼ決めてしまう、という法則性があるのではないかと考えています。

【テストの使い方】

本書のカバー裏にあるナンバー（ＩＤ）とパスワード（ＰＷ）を確認してください。

インターネットでテストのサイトhttps://www.jibunlabo.jp/brain-t/を開き、半角文字でＩＤとＰＷを入力します。画面の指示に従って進み、60問に答えると、診断結果が表示されます。

なお、テストは無料ですが、各ＩＤにつき1回しかできないようになっています。

【テスト結果の解釈】

A

ストレス： 5 点

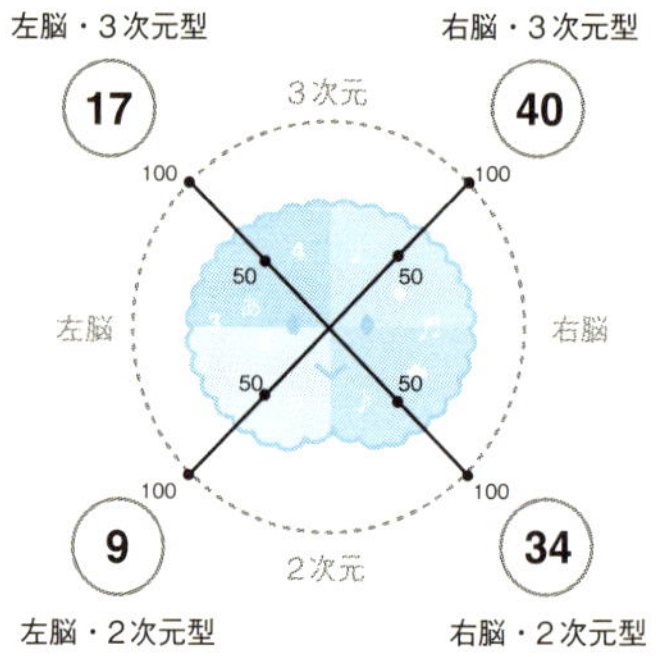

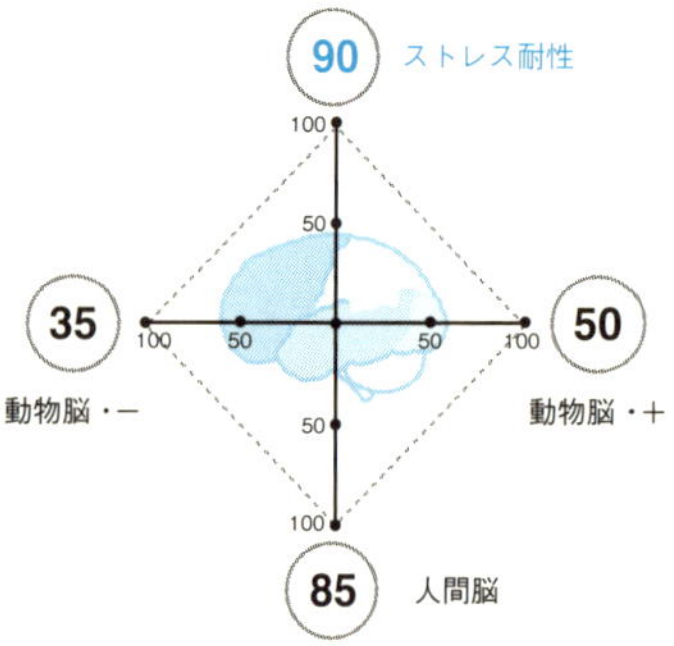

B

ストレス： 30 点

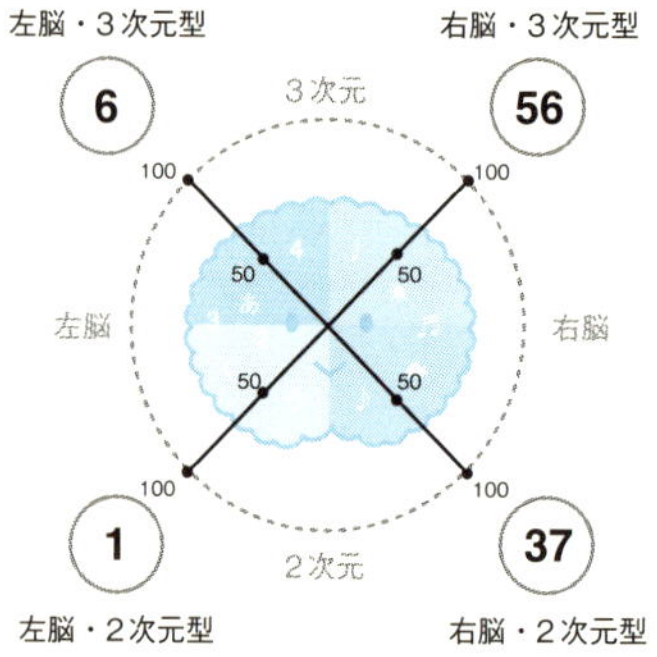

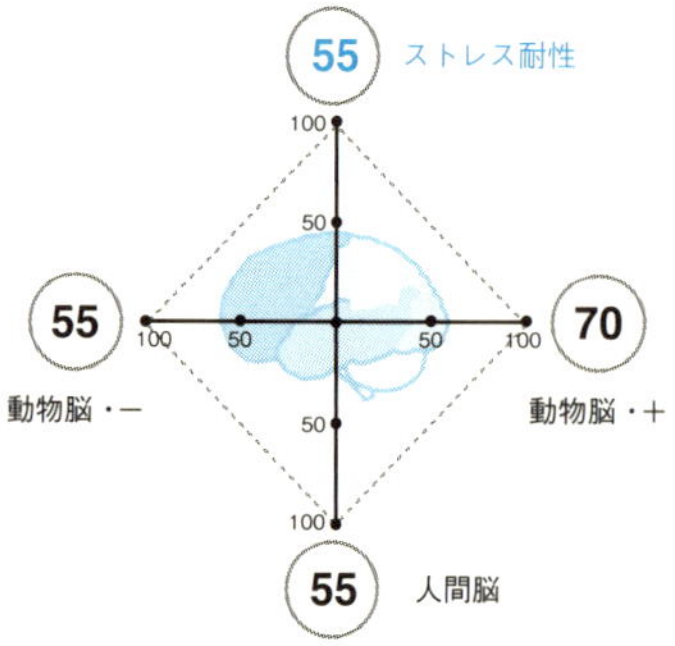

テストの結果はこのように解釈します。

Ａ・Ｂとも上の図で脳が４つの領域に分かれています。テストの結果、数値が高くなったところが、ふだん一番使っている領域です。この左右・次元の脳タイプは、大脳の外側の領域を分けたもので「アイデンティティー」、言い換えると「才能」にあたります。

下の図にある動物脳と人間脳は、大脳の内側の領域をタイプ別に分けたものです。ストレス耐性は「自我」にあたります。ストレス耐性が高いほど、自我が強くてしなやかであることになるので、これを高めることが、めざすべき一番大事な目標になります。

最上部にあるストレスの点数は、今感じているストレスの程度で、ストレス耐性が高くなると、低い数値に落ち着きます。

結果から、脳をよりよく使うために、今後進むべき道がみえてきます。左脳に傾いた人は、徹底的な言語化を心がけるとよいでしょう。一方、右脳に傾いた人は、損得抜きの人間関係をつくることです。それが仕事での勝ちパターンになります。

【具体例】

Aさんと Bさんは、どちらも右脳3次元・2次元に偏ったアイデンティティーの持ち主です。しかし、AさんはBに比べてストレス耐性がかなり高く、結果としてストレスが低くなっています。こうなるのは、Aさんは人間脳の点数が高いためと考えられます。

人間脳の点数が高いということは、人としてどのように生きていけばストレスを乗り越えられるか、いわゆる人間学を知っているものと推測されます。

じつはAさんは、叩き上げで、社会で苦労しながら、人や本から生き方を学んできた男性です。右脳に偏っているせいか、まず人間関係をしっかりつくってから、おもむろに仕事にかかります。彼のやり方は、「これは」と見込んだ左脳型の人に尽くして、その相手に「Aさんのためなら損得抜きで一肌脱ごう」という気持ちにさせることです。

人間関係がしっかりできれば、自分の思う方向に人が動いてくれるようになります。左脳型の人たちといい関係ができれば、彼らが様々な智慧を出してくれ、仕事で助けてくれることになります。

Bさんはまだ若く、そこまでのレベルには至っていません。ですから、まず学ぶべきものは人間学です。志がしっかりして、感謝の気持ちにあふれるようになれば、人間関係が濃密になっていきます。Aさんのように、損得抜きの関係がつくれれば、仕事でストレスのあるときにも、その人たちが助け舟を出してくれるようになるでしょう。そうなると、おのずとストレス耐性が上がります。

以上は、このような脳タイプの人にのみ通用する話です。タイプによりどんなことを心がければよいかは、チャプター3に記しました。自分にあたるところを読み返していただき、具体的にどのようにすればよいか、智慧をしぼって自分で考えていただくことが大事かと思います。

なお、私が開催する講義、皆木孝英さん主催の法人が関わる講義、本田ゆみさん主催のNPO「脳を活性化する会」が行うカウンセリングでも、このテストを使って、脳のタイプに合わせた個別の指導が受けられるようになっています。

参加ご希望の方は、インターネットで講義やカウンセリングの開催予定を調べて、主催者へ問い合わせていただくようお願いします。

あとがき

人生においてきわめて大事で、同時にきわめて困難なものである仕事。その仕事に対して脳の原理を応用することで、少しでもプラスにできないかと思い、この本を書きました。

動機のひとつは、私の患者さんの中に、仕事とのかかわり方が問題で病気になったと思われるかたがたくさんいらっしゃることです。私自身も仕事で痛い目にあったことは数多くありますし、今も多くの困難に直面しています。しかし、脳と仕事の関係を考えることにより、進むべき道に大きな意味で迷いがなくなり、安心感につながっています。この手法は、患者さんにアドバイスをするにも有効であると感じています。


本書のねらいを、脳外科医の手術にたとえてみましょう。

脳外科医は、麻痺など何か症状のある患者さんを診る場合、最初に画像診断等を用いて、何が起こっているのか現状を把握しようとします。病気の正確な診断は、治療で有効な手を打つために欠かせません。正確な診断は、本書では脳のタイプを知るテストにあたります。これを受けることにより、今の自分の脳がどのようになっているのかがわかります。

次のステップは、脳外科なら手術や放射線等、どのような治療を選択するかです。脳の使い方を改善することにおいては、テストの結果をもとにして、脳機能を改善する道筋を選択することになります。脳をもっと使えるようにする方法は、チャプター2・3に記してあります。

用意した脳のテストは、すでに数十人に受けていただいて、どの程度信ぴょう性があるか、おおまかに確認しています。

全国で長年カウンセリングを行ってきたNPO法人「脳を活性化する会」の理事長である本田ゆみ先生にも、このテストを使っていただきました。そして、最初の感想として「これは革命です」という言葉をいただきました。従来、自分の経験、感覚、嗅覚にもとづいて行ってきたカウンセリングに、きわめて有効な武器が加わったことを表現したのでしょう。

今後、より多くのかたにこのテストを受けていただき、その結果を解析することによって、脳の使い方を改善するためのより詳細な方法論を確立する予定です。

しかし、自分の脳の具体的な改善法は、最終的には自分で考え抜くしかないと思います。本書はそのための羅針盤になると私は信じています。そして、可能であれば、皆様との共同作業を通じて、羅針盤の精度を一層上げていきたいと希望しています。

人生には「絶対正しい」ということはまずありません。しかし、私は以下の3つのような、絶対的な真理があると思います。①人は必ず死ぬ。②女性しか子供は産めない。③自分に与えられたもの、たとえば脳をできるだけ使う、使い切ることにしか幸せはない。

①は特に男性、②はもちろん女性に関する真理で、それぞれ人生に大きな影響を与えていることでしょう。最近は育児にかかわる男性が増えてきましたが、世代をつないでいくための主役が女性であることは、生物学的にみると厳然たる事実です。男性は、死をも覚悟して、属する共同体の存続や繁栄に貢献することが、主な役割ではないかと私は考えています。

③は様々な人生論を集約した真理です。与えられたものを使い切るためには、自分の現状を正確に診断し、とるべき道筋を必死で考え、勇気をもって実行することを繰り返すしかありません。本書がその一助になれば、私にとってこれ以上の喜びはありません。

この本を通して皆様と一緒に考え、議論することで、私もあぐむことなく、脳をよりよく使う方法を改善していくつもりです。

２０１２年11月　篠浦伸禎

篠浦伸禎

しのうら のぶさだ

1958年生まれ。東京大学医学部卒業後、富士脳障害研究所、東京大学医学部附属病院、茨城県立中央病院、都立荏原病院、国立国際医療センターなどで脳外科手術を行う。

1992年東京大学医学部の医学博士を取得。シンシナティ大学分子生物学部に留学。帰国後、国立国際医療センターなどに脳神経外科医として勤務。

2000年より都立駒込病院脳神経外科医長、2009年より同部長として勤務。脳の覚醒下手術ではトップクラスの実績。

主な著書に、『臨床脳外科医が語る 人生に勝つ脳』（技術評論社）、『脳にいい5つの習慣』（マキノ出版）、『脳神経外科医が実践するボケない生き方』（ディスカヴァー・トゥエンティワン）他がある。

エイチエス　既刊のご案内

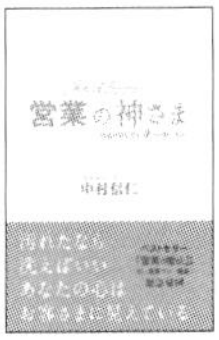

営業の神さま

ベストセラー「営業の魔法」続編。

「心が技術を越えない限り、技術は生かされない」

あなたの心はお客様に見えています。

一人の営業人の心の成長を
完全ストーリーで伝えます。

著者
中村信仁
定価1575円(税込)

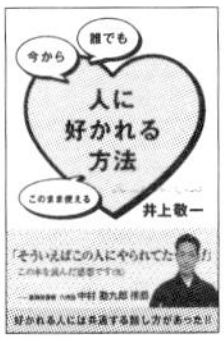

人に好かれる方法

自分の人生を望み通りに
生きたいのであれば、
最も大切なのは人に好かれる事だ。
元ナンバーワンホストが
今から使えて、誰がやっても、
同じように効果がでることだけを
書きました。

著者
井上敬一
定価1500円(税込)

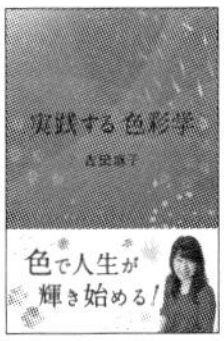

実践する色彩学

色で人生が輝き始める!　色の力はすごい!
色の力は実践してこそ、こんなにもすごいんだ!
知識として色の面白さを
知っていただいたうえで上で、
さらに、道具として色を使って
色のすごさを味わってください。

著者
吉田麻子
定価1500円(税込)

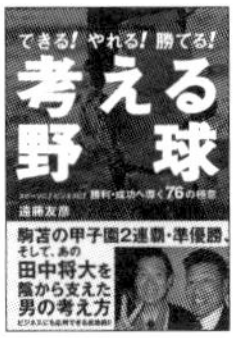

考える野球

スポーツに!　ビジネスに!　人生に!

勝利をもたらす熱き成功術

著者
遠藤友彦
定価1500円(税込)

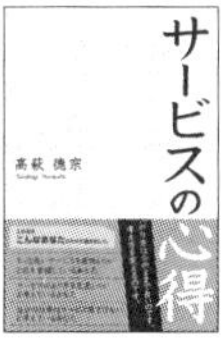

サービスの心得

“おまけや値引きはサービスじゃない”
サービスのやり方ではなく、
考え方を変えるのです。

著者
高萩徳宗
定価1500円(税込)

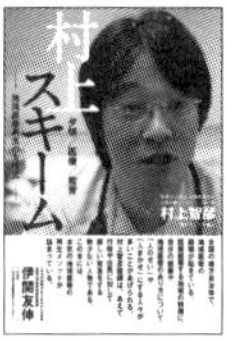

村上スキーム

夕張／医療／教育――地域医療再生の方程式――

この本には、
本気の地域医療の
再生メソッドが詰まっている

著者
村上智彦
三井貴之
定価1575円(税込)

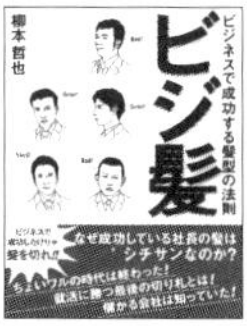

ビジ髪

ビジネスで成功する髪型の法則

なぜ成功している社長の髪は
シチサンなのか？
「ビジネスで成功したい人に」
また「企業のガイドライン」として、
役立つ1冊

著者
柳本哲也
定価1600円(税込)

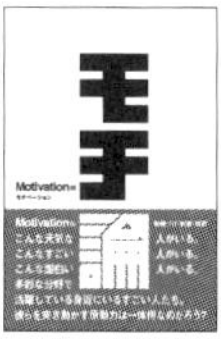

モチ論

Motivation

北海道を元気にする本！
身近にいる元気な人、無名だけど
スゴイ人、自分の夢を追い続けている人たちの
モティベーションの源を紹介

定価1365円(税込)

【どんどん脳を使う 左脳・右脳×2次元・3次元 4領域を鍛えあげて明日の仕事を変える方法】

初刷 —— 二〇一三年二月一〇日
著者 —— 篠浦伸禎
発行者 —— 斉藤隆幸
発行所 —— エイチエス株式会社
064-0822
札幌市中央区北2条西20丁目1-12 佐々木ビル
phone : 011.792.7130 fax : 011.613.3700
e-mail : info@hs-prj.jp URL : www.hs-prj.jp
印刷・製本 —— 中央精版印刷株式会社
乱丁・落丁はお取替えします。

ISBN978-4-903707-36-5